最新の
エビデンス
でスキル
アップ！

ナース

糖尿病・生活習慣病 まるごと アップデート

著 辻本哲郎
虎の門病院分院 糖尿病内分泌科 部長

Kinpodo

はじめに

日本をはじめ世界中で糖尿病・生活習慣病が増えています。外来や入院中の患者さんも糖尿病などの生活習慣病を併存していることが多くなっています。当然医療も日々進歩していて、それらの疾患に対する新しい治療薬も次々に登場し、指導する内容も徐々に変わってきています。実際に今と昔で糖尿病をはじめとする生活習慣病の診療が大きく変わったことを実感されている方も多いのではないでしょうか。

看護師が多忙であることは誰もが認める事実であり、看護師がいなければ医療の現場は回りません。さらに多くの看護師は１つの疾患や数人の患者さんだけを対応しているわけではなく、一人で多くの患者さんのケアに関わっています。そのような状況からも、必然的にどの階やどの部署に配属されても、糖尿病や生活習慣病を併存する患者さんと触れ合うことになります。日勤や夜勤で毎日ヘトヘトになりながら、糖尿病のある患者さんの新しい治療薬や注意点などを勉強することは容易なことではありません。YouTube やネット上にも関連する情報は落ちているものの十分なエビデンスのない危険な内容もしばしば含まれているため、目の前の患者さんへの適応には慎重にならざるを得ません。

本書は看護師やそれを目指す学生がこれからも遭遇する機会の多い糖尿病・生活習慣病のこれだけは押さえておきたいという内容について簡単にまとめてあります。『最新のエビデンスでスキルアップ！　ナースのための糖尿病・生活習慣病まるごとアップデート』というタイトルからもわかるように、以前勉強したことがある方にも役に立つよう最新の内容を心がけました。また、患者さんから聞かれたり、しばしば疑問に思ったりすることに対し、その答えが見つかるよう Q&A 方式にしてあります。本書を通じて糖尿病・生活習慣病に対する理解を深め、患者さんへのより良い看護につながれば大変嬉しく思います。

2023 年 4 月

虎の門病院分院 糖尿病内分泌科 部長

辻本哲郎

目次 contents

chapter

1

糖尿病に関する Q＆A

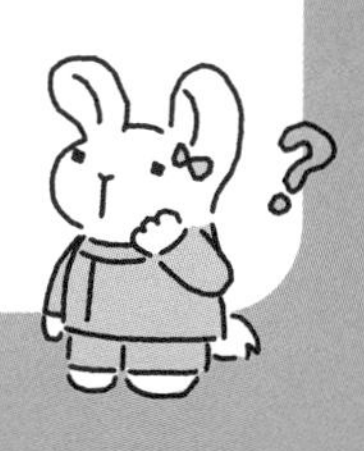

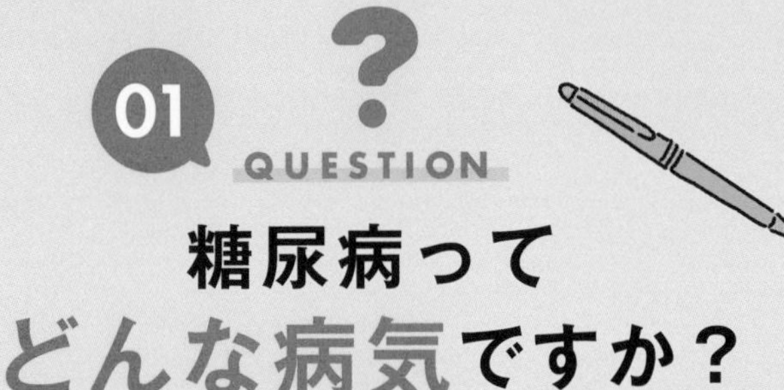

糖尿病って どんな病気ですか？

A 徐々に全身の血管をボロボロにしていくだけでなく、多くの疾患の発症・増悪に関与する病気です。

糖尿病についての基礎知識

糖尿病はしばしばテレビや新聞などでも特集されるため何となく知っている方も多いかもしれません。糖尿病はどういう疾患かというと「インスリン作用不足による慢性の高血糖状態を主徴とする代謝疾患群」と定義されています。

ただこのままだと一体何が問題なのがうまくイメージできないかもしれません。**有名な症状として口渇、多飲、多尿、体重減少がありますが、これらの症状は血糖値がかなり高い状態が続かなければ出てきません**。もちろんそういう症状が出たときにはすぐに血糖値を下げる必要があるのですが、多くの糖尿病患者さんはそのような著明な高血糖になる前に健診などで診断されることのほうが多いです。言い換えると、ほとんどの糖尿病患者さんは基本的に無症状です。

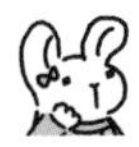

血糖値が多少高くても症状はないんだね

なぜ無症状なのに糖尿病を治療しなければいけないのかというと、高血糖そのものというより**高血糖が引き起こす合併症が怖い**からです。糖尿病は昔から神経、眼、腎臓に合併症がいっぱい出るというのは聞いたことがあると思います。まず覚えてほしいのは、**糖尿病は血管をボロボロにしていく病気**、だということです。昔から有名な３大合併症としては神経障害、網膜症、腎症があり、細い血管が傷ついて発症するところから**細小血管症**と呼ばれます。また、狭心症、心筋梗塞、脳卒中、末梢動脈疾患といったより大きな血管が傷ついて発症するものを**大血管症**と呼びます。いずれも血管がボロボロになったことが強く影響しています。

ちなみに血糖値が高いことでどうして血管が傷つくのかについては酸化ストレスや終末糖化産物の蓄積など種々の要因が考えられていますが、完全には解明されていません。ただし、慢性的な高血糖が血管をボロボロにすることは多くの研究で認められており、高血糖が合併症を引き起こすことは疑う余地がありません。

糖尿病の合併症

- **細小血管症**
  糖尿病性神経障害、糖尿病網膜症、糖尿病性腎症
- **大血管症**
  冠動脈疾患（狭心症、心筋梗塞）、脳卒中（脳梗塞、脳出血など）、末梢動脈疾患

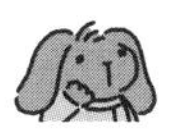

無自覚なまま知らないうちに血管がボロボロになるのは怖いね

糖尿病は多くの疾患の発症・悪化に関与

糖尿病で怖いのは血管をボロボロにすることだけではありません。糖尿病は多くの疾患の発症・増悪に関与します。

まず、多くの感染症の罹患やその重症化に関与します。最近では新型コロナウイルス感染症の重症化リスクを高めることも報告されています。また、がんのリスクに関しても指摘されていて、大腸がん、肝臓がん、膵臓がんを中心にリスクが高くなることが報告されています。

さらにこれだけではありません。徐々に寿命が延び、加齢とともに認

知症、骨折などの問題も増加しますが、糖尿病はこれらのリスクも高めます。歯周炎などの歯科領域や皮膚科領域の多くの疾患のリスクとしてもしばしば登場します。もう何でもありじゃん、と思うかもしれませんが、その通りです。何でも起こります。**糖尿病があると多くの疾患が発症・悪化しやすくなります**。実際に糖尿病が発症や増悪に関与する疾患を挙げるとキリがありません。

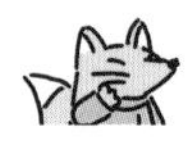

糖尿病患者さんは血管の合併症だけでなく、感染症、がん、認知症なども増えるんだね

糖尿病治療の目標

糖尿病治療の目標はずばり「**糖尿病のない人と変わらない寿命とQOL**」の実現です。それには、糖尿病の合併症の発症や進展を防ぎ、がんや認知症などの高齢化で増加する併存症の予防や管理などが重要であることは言うまでもありません。また、看護師をはじめ多くの医療者のサポートがその実現には不可欠です。糖尿病患者さんを中心とした医療を常に心がけていきましょう。

糖尿病のない人と変わらない寿命とQOLの実現のために患者中心の医療を心がけないとね

02 QUESTION

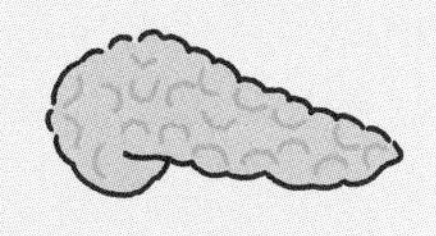

糖尿病はどうやって診断されるの？

A 血糖値とHbA1cなどが糖尿病の診断基準を満たしているかチェックすることで診断します。

糖尿病の診断

糖尿病がどうやって診断されるかですが、特に**ポイントになるのは血糖値と HbA1c**（ヘモグロビンエーワンシー）です。以下の①〜④のいずれかが確認されると「糖尿病型」といって糖尿病の診断基準の一つを満たす状態です。

①早朝空腹時血糖値 126 mg/dL 以上
② 75g OGTT で 2 時間値 200 mg/dL 以上
③随時血糖値 200 mg/dL 以上
④ HbA1c 6.5%以上

少し解説を加えます。

75g OGTT（75g オージーティーティー）

ぶどう糖が 75g 含んだ溶液（トレーラン®G）を 5 分以内に服用し、30 分ごとに血糖値を測定する検査です。糖尿病の診断には 2 時間後の血糖値が用いられます。

随時血糖値

食事を食べた後など食事時間を問わず測定した血糖値のことです。たとえ甘いお菓子や果物をいっぱい食べた後だったとしも、血糖値が200 mg/dL 以上になる場合は糖尿病の診断に引っかかります。

HbA1c

HbA1c とは赤血球内のヘモグロビンと糖がどの程度くっついているかを％で示したものです。HbA1c は採血時から過去２、３か月（1、２か月と記載されることも）の血糖コントロール状態の指標（耐糖能正常者の基準値：4.6 ～ 6.2％）になります。**糖尿病の診断時だけでなく、血糖コントロールで最も重要な指標**でもあります。

日本糖尿病学会より以下のような臨床診断のフローチャートが作成されていますので、参考にしていただければと思います。

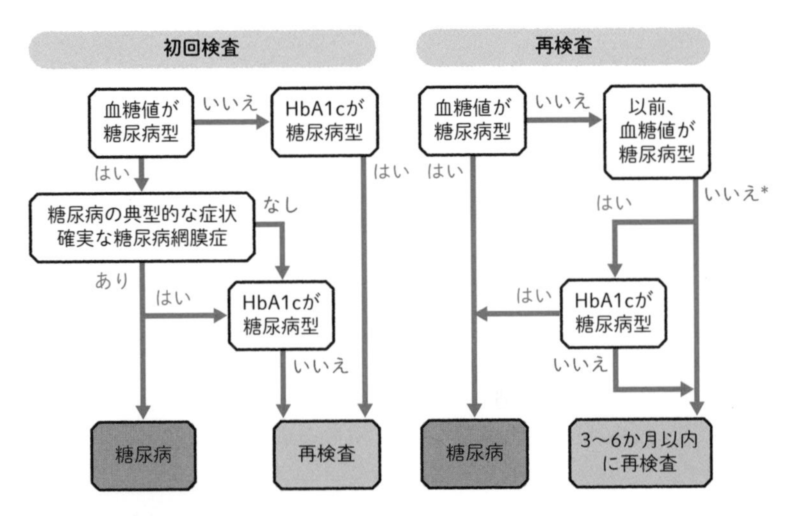

図　**糖尿病の臨床診断のフローチャート**

＊ HbA1cが糖尿病型の検査結果になっても、一度も血糖値が糖尿病型になったことがない限り、糖尿病とは診断せずに再検査を行う。

（日本糖尿病学会, 編. 糖尿病治療ガイド2022-2023. 2022, 文光堂. p.26をもとに著者作成）

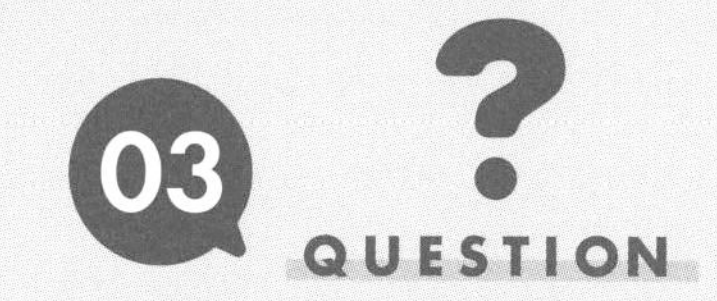

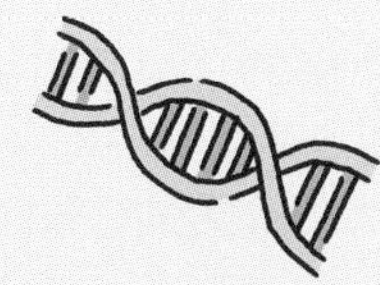

糖尿病の原因は何ですか？

A 糖尿病には1型糖尿病、2型糖尿病、その他の特定の機序や疾患などによる糖尿病、妊娠糖尿病があり、それぞれに原因が異なります。

糖尿病にもいろいろある

人間の身体の中で血糖値を下げることができるのは膵臓のβ細胞から出ているインスリンというホルモンだけです。もちろんインスリンが出なくなっても血糖値は上がりますし、出ていてもインスリンが効きにくい状態（インスリン抵抗性）があっても血糖値は上がります。

一言でいうと**高血糖の背景にはインスリン作用不全**があります。糖尿病には大きく分けて**4つのタイプがあり、そのほとんどが2型糖尿病**です。じゃあ基本的にすべて2型糖尿病だと思って対応すればいいかというとそうではありません。**4つのタイプでそれぞれ治療方針が大きく異なる**ため、それぞれしっかり区別して対応しなければいけません。

本書では一般的に遭遇することが圧倒的に多い2型糖尿病と、それ以外にどんなタイプの糖尿病があるか簡単に記載します。

糖尿病の４つのタイプ
約９割
- ２型糖尿病

その他の約１割
- １型糖尿病
- その他の特定の機序、疾患によるもの
- 妊娠糖尿病

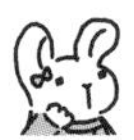

２型糖尿病が圧倒的に多いけど、いろいろな原因で糖尿病は発症するんだね

2型糖尿病

２型糖尿病は膵β細胞量が減少し、インスリンが出ていても血糖値を下げるのに十分ではなかったり、インスリン抵抗性をきたす肥満・運動不足など多数の因子が関与して発症します。

糖尿病の家族歴をしばしば認めます。糖尿病患者さんの多くが２型糖尿病ですが、患者さんの背景や状況などによって以下に記載する**１型糖尿病、その他の機序・疾患などによる糖尿病、妊娠糖尿病などと見分けることが重要**です。

1型糖尿病

１型糖尿病は主に**自己免疫が関与して膵β細胞が破壊され、インスリン分泌が低下**し発症します。１型糖尿病の診断にはGAD抗体など自己抗体を測定したり、インスリン分泌能をチェックしたりすることが必要です。

詳細は省きますが、１型糖尿病の中でもさらに発症様式によって、急性発症、劇症、緩徐進行の３つに分類されます。インスリンが著明に欠乏するため、発症後からインスリンが必要になることもしばしばあります。糖尿病の発症も10歳未満で発症することもあれば80歳以上で発症することもあり、発症年齢も非常に幅広いです。**治療はインスリン注射が中心**になります。

その他の特定の機序、疾患による糖尿病

この糖尿病はあまり聞きなれないタイプかもしれません。具体的には**膵炎や膵腫瘍などの膵疾患、肝硬変などの肝疾患、ステロイドなどの薬剤により発症した糖尿病**などをこのようにいいます。

例えば、

- インスリンを分泌している膵臓に障害 → インスリンを十分に分泌できない
- 糖を取り込んだりする肝臓に障害 → 肝臓での糖代謝が悪化する
- ステロイドを使用 → インスリンが効きにくくなる

などで血糖値が上昇します。

また、10代、20代で発症している糖尿病ではMODY（maturity-onset diabetes of the young）と呼ばれる特定の遺伝子異常が原因になっていることもあります。また、難聴があったり母方の家系を中心とした母系遺伝を示唆する背景があったりする場合はミトコンドリア遺伝子異常が原因となった糖尿病の可能性があります。糖尿病になる原因は本当に様々です。

妊娠糖尿病

妊娠中に初めて発見または発症した糖尿病に至っていない糖代謝異常のことを妊娠糖尿病といいます。妊娠中は胎盤産生ホルモンの影響などにより糖代謝異常が生じやすいことがわかっています。**妊娠中の明らかな糖尿病や糖尿病患者さんが妊娠した場合は糖尿病合併妊娠**といい、妊娠糖尿病には含めません。

妊婦に対し、基本的には産婦人科医が血糖値をチェックして糖代謝異常がないかを確認し、必要に応じて75g OGTTという検査をしてもらい血糖値がどれくらいあがるか評価して妊娠糖尿病の診断をします。

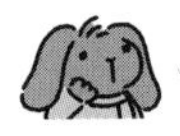

治療方針がそれぞれ違うからどんなタイプの糖尿病かしっかりと診断しないとね

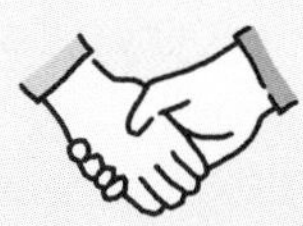

糖尿病は治りますか？

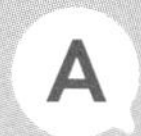

糖尿病は現時点では治る疾患ではないので、発症後たとえ薬を使っていなくても経過観察していく必要があります。

「糖尿病は治る」とは言わない

患者さんからよく「糖尿病は治りますか？」と質問されることがあります。これはしばしば誤解されがちな点ですが、糖尿病は治るとは表現しづらい疾患です。糖尿病を発症した患者さんは血糖値が上がりやすい状態です。今までの研究の結果から、**糖尿病を発症する時点でインスリン分泌が既にある程度低下**していると考えられています。

食事療法や運動療法などを中心に血糖値が基準値内に改善しても、種々の要因が重なると再び血糖値が高くなる可能性があります。糖尿病の薬を飲まなくなって通院をやめてしまった患者さんが著明な高血糖で救急搬送されることも稀なことではありません。

もちろん糖尿病が治らないといっても糖尿病患者さんが薬を飲み続ける必要があるという意味ではありません。**薬を飲まず食事療法や運動療法だけで良好に血糖コントロールできる患者さんはいっぱいいます**。薬を使わずに良好な血糖値になったとしても、それが維持されているかどうかについては時折検査しながらフォローアップすることが大事です。

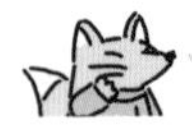

安易に糖尿病は治るといってはいけないんだね

糖尿病発症は自己責任？

糖尿病の発症は自己責任と思われる方もいるかもしれません。好き放題食べて運動しなかったから発症したとか、太っているから発症したとか、思っていませんか？　患者さんの中にも100％自分の生活習慣が悪かったと考えてしまう方もいます。**糖尿病発症は必ずしも自己責任ではありません**。

1型糖尿病やその他の特定の機序・疾患による糖尿病、妊娠糖尿病などご自身の生活習慣とは関係なく発症するタイプの糖尿病もあります。

一般的な2型糖尿病に関しても、家族歴を有する患者さんも多く、ただ食べ過ぎたから発症した糖尿病というわけではありません。痩せていて食事や運動も適正にしていたにもかかわらず2型糖尿病を発症する患者さんもいますし、どれだけ食べて肥満があっても正常に血糖値が推移する方もいます。

不公平かもしれませんが、**糖尿病の発症には個人差が大きい**のが現実です。

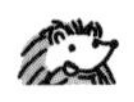

規則正しい生活習慣でも糖尿病を発症する患者さんもいるんだね

スティグマに注意

スティグマというのは「負の烙印」という意味です。糖尿病患者さんではこのスティグマが問題になっており、**糖尿病に対するマイナスのイメージが先行し不利益につながる**ケースがあります。

糖尿病患者さんは糖尿病のない人と変わらない寿命とQOLが目標になりますが、誤った知識や情報が拡散してしまった結果、必要なサービスが受けられなかった、就職・昇進に影響した、など実際に報告されています。

このスティグマをそのままにすると患者さん自身の幸せを奪うだけでなく、糖尿病そのものを隠してしまうなどの結果、治療も不十分になり、糖尿病やその合併症が重症化する症例も多くなり、国民全体の健康寿命の短縮や医療費の増大などにつながることが懸念されます。

アドボカシー活動が大事

日本糖尿病学会と日本糖尿病協会は糖尿病患者さんへのスティグマを取り除き、皆が糖尿病を正しく理解し、糖尿病患者さんも糖尿病を隠すことなく生活できる社会を目指しています。

スティグマを取り除くような活動や取り組みなどを支援することをアドボカシー活動といいます。学会や協会での活動だけでなく、個人から国際的な取り組みまで幅広いレベルでのアドボカシー活動が、糖尿病に対するスティグマ解消のために重要です。

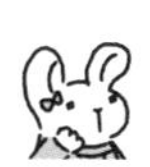

糖尿病の発症は自己責任ではなく、糖尿病に対するスティグマ解消のための幅広いレベルでのアドボカシー活動が大事なんだね

05 QUESTION

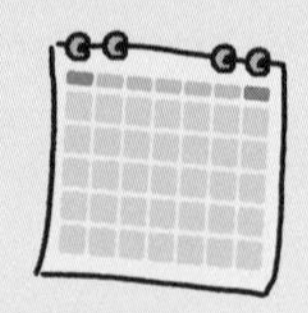

糖尿病になるとすぐに合併症が出てくるの？

A 糖尿病の合併症はすぐに発症するわけではなく、コントロール不良の高血糖状態が少なくても数年以上続いて発症します。

糖尿病を発症したのはいつ？

さて、その患者さんの糖尿病はいつ発症したのでしょうか？　実はこの糖尿病の発症がいつだったのかという問いは難しいんです。肺炎、心筋梗塞、脳卒中など症状が出現することが多い疾患ではだいたい発症した日時を推定できます。

一方、**糖尿病は基本的には無症状なので発症しても血糖値を測らない限りわかりません**。糖尿病患者さんをよく診ている糖尿病の専門医だからといって正しく推定できるものでもありません。日本には健診制度があるため、無症状であってもその健診で糖尿病が見つかることがしばしばあります。また、健診以外にも他の疾患での検査中に高血糖が見つかることや手術前の採血で見つかることなどもあります。

このように健診や他疾患の精査中に見つかることが多いことからもわかるように、**糖尿病と診断した日＝糖尿病の発症日ではありません**。

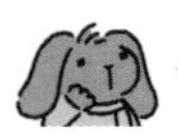

糖尿病の発症がいつかわからないことも多いんだね

糖尿病の合併症はすぐには出ない

糖尿病の合併症で有名なのは神経障害、網膜症、腎症といった細小血管症で、この**「し（神経）、め（眼）、じ（腎臓）」の順番に合併症が出てくる**とも言われます。これらは血糖値が高いことが主な原因であり、糖尿病ならではの問題です（ただし、腎症に関しては高血圧や肥満など他にも多くの影響を受けていることが多いです）。糖尿病の合併症は糖尿病発症後すぐに出てくるわけではありません。

高血糖が数か月程度続いただけでは網膜症は発症せず、**コントロール不良の高血糖状態が最低でも4、5年続いてから網膜症を発症**することが報告されています。逆に、糖尿病と診断した時点で網膜症があった場合、糖尿病を発症してから最低でも4、5年は経っている可能性があります。

心筋梗塞などの大血管症は糖尿病がなくても発症するため高血糖の影響のみを評価することは難しいですが、**細小血管症と同様に大血管症も高血糖になってすぐに発症することは考えられません。**

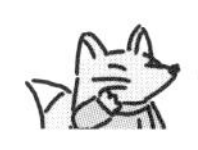

糖尿病の合併症が出るまでには最低でも数年はかかるんだね

ここで注意しておきたいのは、前述のように糖尿病は発症日がしばしば不明だという点です。**もっと言うと糖尿病は診断時点で発症から既に数年以上経過していることもよくあるということです。そのため、初めて糖尿病と診断したときには、まずは網膜症や腎症などの合併症の状況を細かくチェック**する必要があります。

ただし、血糖コントロールが悪い患者さん全員において合併症が進行し、発症するかというとそういうわけでもありません。血糖コントロールがかなり悪くても合併症を全く発症せず経過するケースもあれば、血糖コントロールが目標より少し悪い程度でも合併症を発症し、徐々に増悪するケースもあります。このあたりも個人差が大きく、同じような背景をもっていても合併症が進行する人と進行しない人についてはまだまだわからないことも多いです。

糖尿病の診断時には一度合併症をチェックすることが
重要なんだね

06 QUESTION

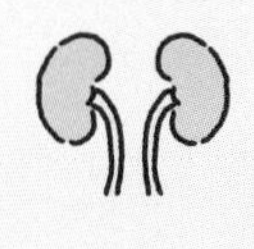
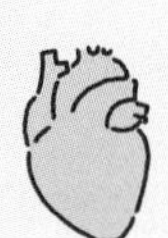

糖尿病の合併症はいつ検査するの？

A 進行するまで糖尿病の合併症の多くは無症状であり、診断時だけでなく定期的に検査を施行し早期発見・早期治療を心がけましょう。

合併症には症状がある？

多少血糖値が高くても基本的には無症状なのが糖尿病です。それでは糖尿病の合併症に関してはどうでしょうか？ **実は糖尿病の合併症も軽症であればその多くが無症状です**。

例えば網膜症はどうでしょうか？ 網膜症は単純網膜症、増殖前網膜症、増殖網膜症と進行していきますが、単純網膜症や増殖前網膜症までは症状を認めないことも多く、**失明にかなり近づいた増殖網膜症の状態になって初めて症状を出すことも多い**です。

ケース1

血糖コントロール不良で眼科での検査もなく経過していたが、ある日突然目の前が真っ黒になり目が見えなくなった。眼科での検査の結果、進行した増殖網膜症を認めた。

また、腎症に関しても、**透析を要するレベルに近い末期腎不全になる**

まで自覚症状としては出ないことが多いです。

ケース 2
糖尿病の治療が必要と言われていたが医療機関を受診せず経過をみていた。倦怠感が続くため、医療機関を受診したら末期腎不全の状態だった。

神経障害については血糖コントロールが良好な状態が継続していれば自覚されるような症状は出にくいです。ただし、血糖コントロールが不良な高血糖が続くと両下肢の足先からピリピリといった異常感覚が出たり、逆に触られても感じにくくなったり、いろいろな症状が出てきます。最近では減ってきていますが、血糖コントロールがあまりにひどいと足が変形することもあります。神経もいろいろなところが障害され、自律神経がやられると便秘や胃腸症状、起立性低血圧などが出てきますし、眼の動きが障害され物が二重に見える複視を呈する患者さんもいます。

ケース 3
足底に骨髄炎を発症し、整形外科に入院となった。足底は変形し、下腿は触られても感覚がなくわからない。患者さんから「30年前から糖尿病を治療しているが、血糖コントロールは悪いまま推移している」との申告があった。検査の結果、かなり進行した神経障害を併存していた。

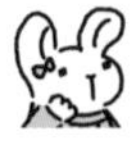

合併症もかなり進行しないと自覚症状としては出てこないんだね

細小血管症の検査

糖尿病網膜症

糖尿病は無症状のまま血管をボロボロにする怖さがあります。特に眼に関しては、外来での一般的な採血や尿検査で評価できないため、前述のように**糖尿病診断時に必ず網膜症の有無を眼科で診察**してもらうのを忘れないようにしましょう。網膜症も重症でなければ無症状のため、患者さんが医療者から眼科を受診するように言われる前に自主的に行くことは少なく、医療者側で意識して受診するように勧めましょう。

網膜症チェックは糖尿病の診断だけでなく、これからの治療方針を考えるうえでも重要な意味があります。**万が一重度の網膜症があった場合、血糖値は緩やかな低下にとどめ、網膜症の治療を優先します**。また、網膜症があれば眼科で定期的にフォローされることも多いですが、網膜症の指摘がなかったとしても現状では少なくても1年に1回程度は眼科を受診することを推奨しましょう。

糖尿病網膜症の有無は眼科でチェックしていただきますが、同じ施設内に眼科があるとは限りません。そこでしばしば用いられるのが、**糖尿病連携手帳や糖尿病眼手帳**です。複数の医療機関で合併症の精査加療がされている場合などではそれらの手帳を患者さんに渡し、うまく連携し情報共有できる形を目指しましょう。

▶ 糖尿病連携手帳の入手方法

まずは以下の日本糖尿病協会事務局に連絡し、入手申し込み先の連絡先リストをもらい手配しましょう。患者さん自身での申し込みや日本糖尿病協会や配布している薬局でも入手可能ですが、こちらから積極的にお渡しするほうが確実です。

日本糖尿病協会事務局
TEL：03-3514-1721 / FAX：03-3514-1725/E-mail：office@nittokyo.or.jp

▶ 糖尿病眼手帳の入手方法

以下の各協賛会社に申し込むことでもらえます。

協賛企業リスト（50音順）

企業名	FAX
三和化学研究所	052-950-1305
ノバルティス ファーマ	03-5206-7184
バイエル薬品	06-6120-1229

● 糖尿病性腎症

定期的な外来受診の際に**クレアチニンなどの採血と一般的な尿検査（尿アルブミン・尿たんぱくの有無など）**をすることが多いと思います。そして、尿中アルブミン定量（mg/gCre）を3か月に1回程度チェックし、糖尿病性腎症の早期発見とその対応について検討しましょう。

尿アルブミン定量はしばしば忘れがちな検査ですが、心血管リスクの評価だけでなく、SGLT2阻害薬などを使用するかどうかを判断する際にも重要な検査になります。また、尿中アルブミン定量で30 mg/gCre以上認める**腎症2期以上の糖尿病患者さんなどには医師、看護師、管理栄養士などが共同で指導し、透析予防に関する指導を検討**しましょう（月に1回糖尿病透析予防指導管理料350点）。

● 糖尿病性神経障害

神経障害を疑わせる症状がある患者さんを中心に、**アキレス腱反射などの神経診察や神経伝導速度などの検査**をします。また、似た症状を呈しうる脊柱管狭窄症といった脊椎疾患などとの鑑別も必要になります。自律神経障害に関しては特別な検査はありませんが、**便秘や起立性低血圧などがないかについては注意**してフォローします。

大血管症の検査

労作時の胸痛、息切れ、浮腫の出現などがあれば狭心症、心筋梗塞、心不全などを疑い心電図や心エコーで検査するといった対応が必要になります。**糖尿病を併存していると胸痛などの典型的な症状を呈さない冠動脈疾患（狭心症、心筋梗塞）も多くなる**ため、怪しいなと思ったらまずは検査をする必要があります。

知らないうちに心筋梗塞、心不全を発症しているケースも稀ではありません。また、間欠性跛行の症状があれば積極的に末梢動脈疾患を疑って ABI（ankle brachial pressure index，足関節上腕血圧比）で検査をします。脳卒中に関しても疑いがある症状があればCTやMRIで至急検査し対応しましょう。

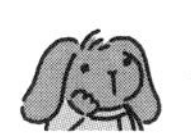

糖尿病の合併症も積極的に追加の検査をして早期発見につなげる必要があるんだね

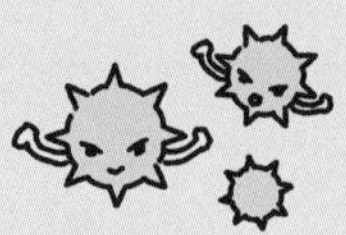

糖尿病があると がんも増えるの？

A 糖尿病があると大腸がん、肝臓がん、膵臓がんといったがんのリスクが高くなる可能性が報告されています。

糖尿病患者さんの死因はがんが多い

日本人の死因の第１位はがんで、４人に１人はがんで亡くなっています。また、生涯のうちにがんになる確率は男女ともに50％以上で２人に１人はがんになる時代になっています。

では、糖尿病患者さんではどうでしょうか？　実は日本人の糖尿病患者さんにおいても**死因としては心臓や脳の血管障害よりもがんが１番多い**ことが報告されています。糖尿病が血管をボロボロにすることは間違いないのですが、**血管を守るだけでは糖尿病患者さんが健康で長生きするためには十分ではなく、がんの予防や早期発見も重要**です。

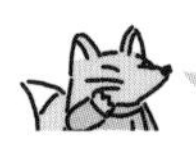

糖尿病患者さんも心血管疾患よりもがんで亡くなることが多いんだね

糖尿病とがんとの関係

糖尿病になるとがんそのものに罹患しやすいのでしょうか？　一般的にがんのリスクとして加齢、運動不足、喫煙、肥満といったことがありますが、これらの因子は糖尿病にも共通するリスクです。

最近の調査では、関連する因子で調整しても糖尿病はがんのリスクを上昇させることが報告されています。海外の研究では大腸がん、肝臓がん、膵臓がん、乳がん、子宮がん、膀胱がん、などのリスクが増加することが報告されていますが、**日本人を対象にした研究でも大腸がん、肝臓がん、膵臓がんのリスクは増加する**ことが報告されています。

糖尿病患者さんでは特に大腸がん、肝臓がん、膵臓がんは要注意なんだね

糖尿病でがんが増えるのはなぜ？

この機序は完全に解明されているわけではありませんが、**一つの原因としては高インスリン血症による影響**が考えられています。糖尿病患者さんではインスリン抵抗性があることも多く、インスリンが効きにくいために血液中はしばしば高インスリン血症になります。

インスリンにはもちろん血糖値を下げるという効果がありますが、その他に細胞増殖因子という側面もあります。その細胞増殖因子としての作用から高インスリン血症があるとがん細胞の増殖などと関連することが疑われています。また、高血糖による**酸化ストレス**なども関連していることも考えられています。

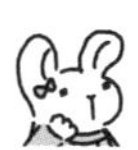

糖尿病患者さんががんのリスクが高まることは病態的にも起こりえるんだね

がんの検査をするタイミング

いつがんの検査をするかは難しい問題です。絶対的な指標がないのが現状ですが、**体重減少を伴う糖尿病の新規発症や急激な血糖上昇**はがんを疑う状況になります。がんが膵臓や肝臓に発症したときには血糖値が急激に上昇することはイメージしやすいと思います。また、がんは炎症とも関連し、インスリンが効きにくくなるため膵臓や肝臓以外のがんでも血糖値が急激に上昇することはあります。それ以外にも糖尿病のない人と同じように血糖値以外の点からも疑う状況があれば、がんの可能性

を考えて適宜検査をしましょう。

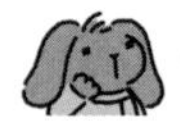

糖尿病患者さんはがんのリスクも高いと認識して、疑いがあれば早めに検査したほうがよさそうだね

08 QUESTION 血糖コントロールの目標は？

A 基本的にはHbA1c 7％未満を目指します。

なぜ血糖値ではなくHbA1cを使うのか？

血糖値は食事や活動量などにより大きく変動し、その時々の採血で「血糖値がいつもより高い or 低い」が起こりえます。一方、HbA1c は採血時から過去2、3か月の血糖コントロールがだいたいどれくらいであったかが反映されるため、血糖コントロールを評価するのは血糖値ではなく HbA1c が中心になります。患者さんには HbA1c は**過去 2、3 か月の糖尿病の成績表**と話しています。

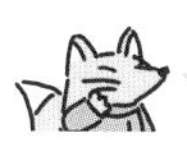

HbA1c をみるとだいたいどの程度のコントロール状況かがわかるんだね

血糖コントロールの目標

血糖コントロールをする際には必ず目標値を決めます。
一般的な目標血糖値は、

HbA1c 7%未満
空腹時血糖値 130 mg/dL 未満
食後血糖値　180 mg/dL 未満

です。なぜこれらの目標値になっているかというと、今までの研究結果から**HbA1c 7%未満を目指すことで網膜症や腎症といった糖尿病関連合併症のリスクを十分に低下させることができる**からです（LANCET. 1998; 352: 837-853）。

また、患者さんの中にはHbA1cは低いほうがより良いと考える方もいますので、患者さんには**HbA1c 6%台が目標**、と伝えましょう。また、糖尿病の発症早期からしっかり血糖コントロールをすると、その後の合併症リスクが低下することが報告され、「**legacy effect（レガシー効果）**」と呼ばれています（NEJM. 2008; 359: 1577-1589）。

糖尿病の治療は早期発見、早期治療がポイントだね

目標血糖値は人それぞれ

しかし、全員に一律同じ目標値を使ったほうがよいかといったら、そうではありません。**「治療の個別化」が重要であるという認識が高まり、患者さんそれぞれに合った「個別化した目標血糖値」を設定しましょう**。

この個別化した目標血糖値のポイントになるのは、

- **患者背景**
- **低血糖リスク**

です。

例えば、末期のがんにより生命予後が数か月と短い場合、血糖値をしっかりと下げても、そのメリットはほとんどありません。HbA1c 8～10%程度で数か月過ごすことになっても、慢性の合併症が進むことは通常考えられません。高血糖緊急症などの著明な高血糖にならなければ、その患者さんにとっては十分な血糖コントロールであると考えて問題ありません。

　また、**糖尿病と診断された年齢により生命予後や心血管リスクが大きく異なり**、80歳以降に糖尿病と診断された患者さんでは糖尿病でない人々と生命予後が変わらないという研究もあります（Circulation. 2019; 139: 2228-2237）。糖尿病が生命予後などに与える影響が少ない高齢の糖尿病患者さんなどには目標血糖値を多少高めに設定しましょう。

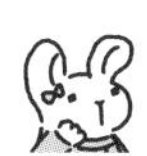

基本的にはHbA1c7%未満が目標だけど、患者背景や低血糖リスクなどによって、個別化した目標値を考えるんだね

厳格な血糖管理は要注意

　血糖値が高いほうが糖尿病の合併症が増えることが観察研究からわかっています。じゃあ、もっと厳格に血糖コントロールをすれば、合併症もより少なくなるでしょうか？　実際にHbA1cを7%よりもっと正常に近い値にコントロールした大規模な研究も複数施行されています（NEJM. 2008; 358: 2560-2572, NEJM. 2008; 358: 2545-2559, NEJM. 2009; 360: 129-139）。

　しかし網膜症や腎症といった細小血管症のリスクは多少減らせても、心筋梗塞や脳卒中といった大血管症のリスクを減らすことは今のところできていないのが現状です。そして、**厳格に血糖コントロールをしようとすればするほど低血糖が確実に増える**ことがわかっています。

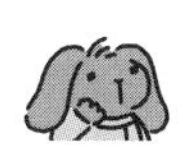

糖尿病患者さんの血糖値は正常値を目指すのが最適というわけではないんだね

09 QUESTION

著明な高血糖になるとどうなるの？

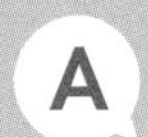

脱水や電解質異常などを伴い、意識障害やショックなど危険な状態になります。

高血糖緊急症って何？

血糖値 200 mg/dL 程度であれば高血糖に伴う症状はまず出ませんが、血糖値 400 ～ 500 mg/dL 以上のさらなる高血糖では、無症状ではいられません。**血糖値がかなり高い状態が続いてようやく口渇、多飲、多尿、体重減少といった有名な症状が出てきます**。逆にこれらの症状があるような患者さんは過去に糖尿病があったかないかにかかわらず著明な高血糖がないかすぐにチェックしたほうがよいです。

さて、さらに血糖値が高くなってくるとどうでしょうか？　そもそもどうして血糖値がそんなに上がってしまうのかを考えてみましょう。**血糖値を下げることができるのは身体の中のインスリンただ一つ**です。高血糖の背景にはインスリンが出ていないかインスリンが出ていても効果が発揮できないといった**インスリン作用不全**があります。

著明な高血糖では重度のインスリン作用不全があります。**著明な高血糖と重度のインスリン作用不全では脱水、電解質異常、ケトン体が増えたケトアシドーシスなどが出現し、意識障害やショック状態につながります**。ちなみにケトン体がなぜ増えるかというと、通常インスリンが十分に作用していればブドウ糖を身体が利用できるのですが、インスリンが作用していない状態ではブドウ糖を身体が利用できないために、別のエネルギー源として脂肪を分解してケトン体が作られます。ケトン体は酸性のため過剰になると身体の中が酸性に傾き、危険な状態に陥ります。

このように**緊急を要する高血糖は高血糖緊急症**と呼ばれ、糖尿病ケトアシドーシス（DKA）と高血糖高浸透圧症候群（HHS）の2つがあります。

DKAとHHSの特徴

簡単に特徴をまとめておきます。

DKA

- 著明な高血糖
- ケトン体が増加し身体が酸性（アシデミア〔pH 7.3 未満〕）
- 脱水
- 電解質異常

などを伴った状態

HHS

- 著明な高血糖
- ケトン体産生は多くない
- 高度の脱水
- 循環不全
- 電解質異常

などを伴った状態

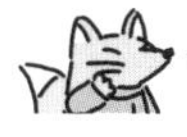

高血糖緊急症って命に関わる危険な状態なんだね

10 QUESTION

著明な高血糖に出合ったらどうすればいい？

A まずは患者さんの全身状態を確認し、医師とともに迅速に対応しましょう。

著明な高血糖の患者さんには何をする?

血糖測定をしてみて患者さんがビックリするくらい高い血糖値であった場合はどうしましょう？　**大事なのは血糖値だけを見て終わるのではなく、落ち着いてその患者さんの全体を診る**ことです。意識レベルはどうか？　血圧は大丈夫か？　呼吸回数はどうなっているか？　など基本的な**全身状態を確認することが最も大事**です。そのうえで医師と連携をとり迅速に対応しましょう。

詳細は省きますが、高血糖緊急症に出合ったときには以下の２点を意識し対応します。

- **著明な高血糖になった原因を考える**
- **著明な高血糖が引き起こしている病態を管理する**

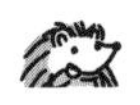

焦らずに患者さんの全身状態を確認するのが大事なんだね

著明な高血糖の原因

こんなに血糖値が上昇した原因は何でしょうか？　糖尿病患者さんが高血糖緊急症になることもあれば、今まで血糖値の異常を指摘されたことのない患者さんが高血糖緊急症になることもあります。**どちらも重度のインスリン作用不全**であることは間違いありません。いくつか契機となる代表的なパターンを以下にまとめるので、押さえておきましょう。

- **インスリンの分泌が低下**

例：1 型糖尿病、膵疾患・膵切除後など

- **インスリン抵抗性が上昇**

例：感染、悪性腫瘍など

- **過剰な糖質摂取**

例：清涼飲料水を大量に摂取、高カロリー輸液など

- **副腎皮質ホルモン投与などの薬剤**

例：ステロイドパルス、多量のプレドニゾロン / デキサメタゾン投与など

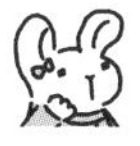

高血糖の原因がわかれば対応もしやすくなるね

著明な高血糖患者さんの全身管理

血糖値も高くなればなるほど全身状態が悪いことも多く、緊急での治療が必要になります。細かい治療内容は省きますが、以下の治療が基本になります。

- **インスリンによる血糖管理**
- **電解質管理**
- **脱水治療**
- **血栓などの血管系のトラブルに注意**

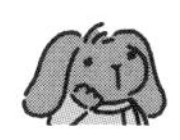

インスリンで血糖値を下げるだけが治療ではなく、患者さんの全身管理が大事なんだね

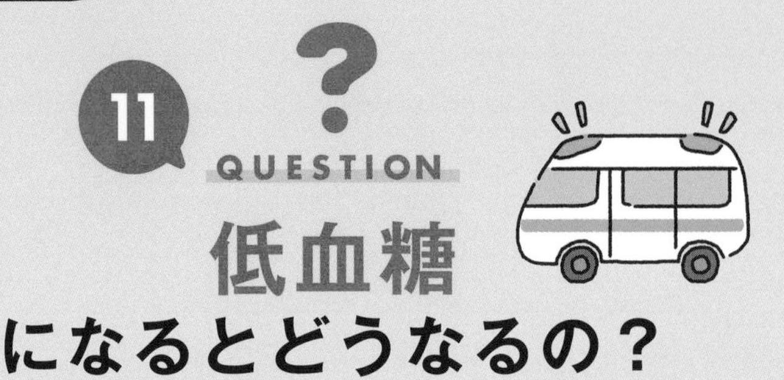

11 QUESTION 低血糖になるとどうなるの？

A 低血糖、特に重症低血糖は糖尿病の合併の増悪や死亡リスクを増加させるなど危険な状態です。

低血糖も様々

血低血糖は一般的に血糖値＜70 mg/dL と定義されます。だいたいこれくらいになってくると身体は血糖値を上げようと交感神経を活性化させます。その結果、**患者さんの症状として、動悸、振戦、発汗、といったいわゆる警告症状が出現します**。ただし、もともと血糖値が300～400 mg/dL と高めに推移していた患者さんなどでは、血糖値 100 mg/dL 程度の一見正常レベルと考えられる血糖値に低下しても、交感神経が活性化し同様の症状が出ることがあります。**また、血糖値が 40～50 mg/dL 程度に低下すると集中力の低下や眠気が、血糖値が 20～30 mg/dL 程度に低下すると異常行動、麻痺、けいれんといった中枢神経症状が出現します**。

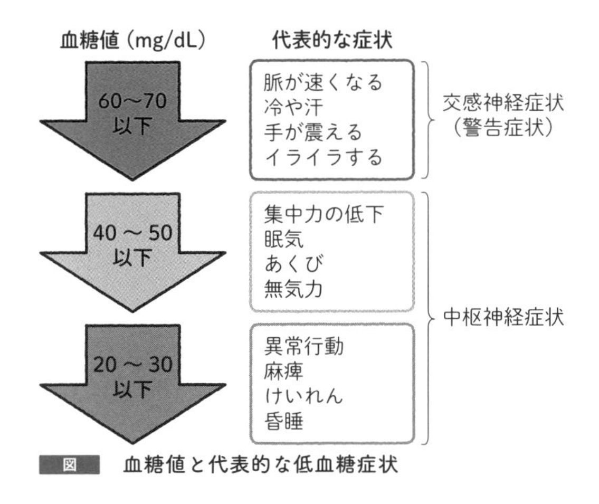

図 血糖値と代表的な低血糖症状

低血糖の中でも特に怖いのが重症低血糖です。**重症低血糖は自力での改善が不可能でブドウ糖静注などの医学的な介入を要する低血糖**をいいます。血糖値そのものの定義はありませんが、血糖値 30 mg/dL 前後とかなり低いことがほとんどです。

低血糖を繰り返している患者さんの中には、低血糖に交感神経が反応しなくなり、**低血糖になっても症状がでない無自覚低血糖**と呼ばれる状態になります。警告症状があれば患者さんも気づいて甘いものを食べたり飲んだりできますが、この無自覚低血糖になると患者さんも気がつかないので、症状がないまま意識を失うことになります。

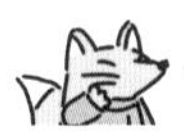

低血糖になっても気がつかない患者さんもいるんだね

低血糖は本当に怖い

低血糖や重症低血糖が関連する代表的なイベントは、

- けいれん、意識障害、昏睡
- 脳神経障害
- 認知症
- 外傷
- 細小血管症
- 大血管症

- 抑うつ
- 交通事故
- 致死的不整脈
- 死亡

と多岐にわたります。

血糖コントロールをする際の最大の障壁は低血糖です。昔から低血糖はけいれんや意識障害につながる危ない状態であり、状況によっては外傷や交通事故などで大惨事につながることは認識されていました。

厳格な血糖コントロールで糖尿病の合併症を防ごうとした研究では、死亡リスクが増えてしまった結果が報告され、**重症低血糖によって死亡リスクが上昇する可能性**が考えられています（NEJM. 2008; 358: 2545-2559）。

低血糖の怖さはそれだけではありません。**重症低血糖を起こすとその後の細小血管症や大血管症といった血管合併症のリスクが上昇**することも報告されています（NEJM. 2010; 363: 1410-1418）。

重症低血糖時は交感神経系がより活性化し、患者さんは著明な血圧上昇、低カリウム血症、QT延長などを高率に併存し、その結果として致死的不整脈や心血管疾患の発症につながる可能性が考えられています（Diabetes Care. 2014; 37: 217-225）。また、認知症患者さんが低血糖発症リスクが高いというだけでなく、低血糖自体が認知症のリスクを上げているという研究結果もあり、**認知症と低血糖が相互に関与**しあう可能性も指摘されています。

このように**低血糖の怖さがより鮮明になってきたことから、血糖コントロールは厳格にしすぎず、基本的な治療目標としてはほどほどのHbA1c 7.0%未満**となっています。

血糖値を下げすぎて低血糖が起きると、糖尿病の合併症や死亡のリスクを上げてしまうんだね

12 QUESTION

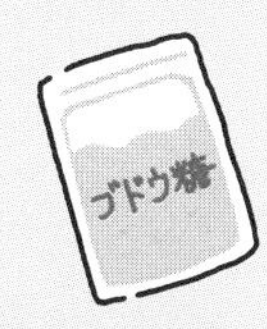

低血糖の予防と対策はどうするの？

A インスリンやスルホニル尿素（SU）薬を使用中の患者さんには最大限注意！　低血糖リスクの高い患者さんには低血糖予防のための教育が重要です。

低血糖の原因

低血糖の原因として覚えておいてほしいことは、

- インスリン
- スルホニル尿素（SU）薬

のどちらかが関与していることが多いということです。

逆にインスリンもSU薬も使用していない糖尿病患者で重症低血糖を発症することは稀であり、それらの薬剤の有無が低血糖リスクを考えるうえでポイントになります。

また、**アルコールの多飲、高齢、認知機能低下、腎機能低下、肝機能低下なども低血糖の有名なリスク因子**です。これらのリスク因子を有する患者さんには常に低血糖が起きないように注意して診療する必要があります。低血糖リスクの少ない薬剤を使用することも血糖コントロールのポイントです。合併症予防のためには、単にHbA1cを低下させるのではなく、

「低血糖リスクを最小限にした状況下で良い血糖コントロールを目指す」ということです。特に、インスリンやSU薬での治療、アルコール多飲、高齢、認知症、腎不全、肝硬変といった低血糖リスクの高い患者さんに対しては治療のリスクとベネフィットを十分に考慮したうえで血糖コントロールを行いましょう。治療の個別化が低血糖防止のためにも重要になります。

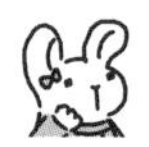

インスリンやSU薬を使っているかどうかが低血糖リスクの大きなポイントになるんだね

低血糖を防ぐための対策

インスリンやSU薬などの薬剤が血糖コントロールに必要な患者さんもいますし、リスク因子などは避けられない因子でもあります。そのため、**低血糖を防ぐための患者教育が重要**になってきます。

具体的には、**インスリンやSU薬を使用している糖尿病患者さんが低血糖につながりうる日常生活での危険な場面（食事を抜いたあと、過量飲酒後、運動中・運動後など）を理解し、万が一低血糖が起きても適切に対処できるように指導**をしておく必要があります。

例えば、

動悸、振戦、発汗といった低血糖の警告症状が出たとき
→すぐにブドウ糖やブドウ糖入りの飲料を摂取する

血糖値が測れなくても低血糖を疑ったとき
→血糖値がわからなくてもブドウ糖を摂取することを優先する

食事をスキップするとき
→食直前の超速効型インスリン注射もスキップする

などです。

医療者にとっては当たり前の低血糖対策でも患者さんにとっては当たり前のことではなかったりします。できて当然と思わずに、患者教育・指導をしっかりしましょう。

低血糖はほとんどの糖尿病患者さんは起きたことがないのでどんな症状が出るのか知りません。簡単な覚え方として、「**低血糖症状のは・ひ・ふ・へ・ほ**」があります。

は：腹が減り
ひ：冷や汗が出て
ふ：振るえがあり
へ：変にドキドキして
ほ：放置すると意識を失う

というもので、患者さんにも理解しやすい覚え方かなと思います。事前にいろいろな場面を想定し、**低血糖を防ぐための資料を用意しておくのも大変役に立ちます**。「低血糖、予防、資料」とインターネットで検索してもいろいろと資料が手に入ります（参考：https://www.onetouch.jp/sites/onetouch_jp/files/02hbdi_xie_tang_maniyuaru_180123.pdf）。**血糖値を下げることと同じくらい低血糖を防ぐことを意識しましょう**。

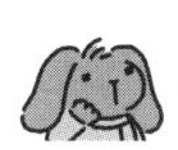

低血糖を防ぐためにあらかじめ指導しておくことは、糖尿病の合併症の増悪を防いだり死亡リスクを低下させるためにも重要だね

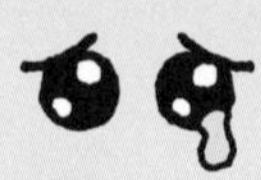

血糖値を下げる速度も大事？

A 急激に血糖値を低下させると、神経障害が出たり、網膜症が悪化したり、合併症が悪化することがあります。

急激な血糖低下は要注意

低血糖にならなくても、急激な血糖値の低下に注意しておいてほしいことがあります。

それは、

- 痛みを伴う神経障害の出現
- 糖尿病網膜症の急激な悪化

の２つです。

血糖値が下がったのに神経障害出現!?

ちょっとわかりにくいと思いますのでそれぞれ簡単に説明します。まず、痛みを伴う神経障害（治療後有痛性神経障害と呼ばれます）は長期間にわたって高血糖が続いていた糖尿病患者さんが治療により**急速に血糖値が改善した際に、急性の激しい自発痛が下肢などに出現**するものです。全例に出現するわけではなく、発症自体は稀ですが、発症すると激しい痛みのために眠れないといったことも起こります。

また、一度発症すると治らないものではなく、数か月程度で改善することも多いです。血糖値が200～300 mg/dLで長く推移してきた患者さんに対しては**1～2日で血糖値を正常化させるのではなく、可能であれば数週から月単位で緩徐に目標血糖値を目指して改善**させましょう。

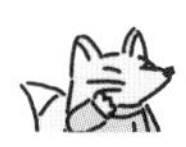

急激に血糖値を低下させると神経障害が出ることがあるんだね

急激な血糖低下で失明する!?

もう1つ血糖値の急激な低下が危険になるのが眼です。糖尿病網膜症のある患者さんに急激に血糖値を低下させることで糖尿病網膜症が更に悪化することがあります。糖尿病治療の目的として糖尿病網膜症などの合併症を抑制することがありますが、**血糖値の改善を急いだことによって、逆に失明させるリスク**すらあります。

糖尿病の診断時はどの程度の高血糖がどれくらいの期間続いているのかわからないことも多いので、必ず糖尿病網膜症の有無をチェックしましょう。糖尿病網膜症のない場合は血糖値を比較的早く改善させても問題ないですが、**糖尿病網膜症を認めた場合には眼科と密に連携し、急激な血糖値の低下が起きないように慎重に血糖値を下げましょう**。

治療が必要なほど糖尿病網膜症が進行している状況であれば、ある程度の高血糖は許容し、眼科での治療を最優先しましょう。**合併症を防ぐために一番何が大事か考えることが重要です**。

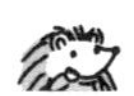

血糖値を下げることを焦って失明させてしまったら元も子もないね

高齢の糖尿病患者さんの治療のポイントは？

A 実現可能で低血糖の起きにくいほどほどの血糖コントロールを目指しましょう。

高齢の糖尿病患者さんの目標血糖値

超高齢化社会となり、高齢の糖尿病患者さんも増えてきました。今後さらに増えてくると考えられるので高齢糖尿病患者さんの治療について考えてみましょう。高齢の糖尿病患者さんの血糖コントロールは緩めにすることが一つのポイントになります。

その主な理由としては

- 多少血糖値が高くても生命予後やQOLに与える影響が少ない
- 低血糖を発症すると、死亡、心血管疾患、認知症のリスクが上昇する

といったことがあります。

糖尿病は血管をボロボロにする病気ですが、心筋梗塞や脳卒中といった重大な合併症がすぐに発症するわけではありません。網膜症に関してもどれだけ血糖値が高くてもその発症まで4、5年はかかるとも言われています。そのため多少血糖値が高めに推移しても大きな影響はないと考えられています。

また、**高齢者は低血糖リスクが高く**、血糖値を下げようとしすぎると低血糖になり、心血管疾患などのリスクが逆に上昇してしまう可能性もあります。HbA1cも一般的には6%台を目標にしますが、**状況によって高齢の糖尿病患者さんではHbA1c 7〜8%程度であっても許容**しましょう。

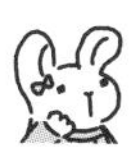

高齢の患者さんでは無理に血糖値を下げようとしすぎないことも大事なんだね

高齢糖尿病患者さんの糖尿病治療は難しいことも

高齢糖尿病患者さんの糖尿病診療はいろいろな背景が加わってくるため複雑になってきます。

高齢糖尿病患者さんで問題になりやすい点をまとめると、

- 認知機能が低下
- 全身の筋力低下、サルコペニア
- 変形性膝関節症や骨粗鬆症、骨折といった整形外科疾患
- 肝機能・腎機能などが低下
- 心血管疾患やがんといった多くの疾患を併存

など、挙げるとキリがありません。

長生きすることで増えてくる疾患がどうしてもあります。そのため、食事療法や運動療法を推奨できなかったり、糖尿病治療薬で使用できる薬も限られていたりします。**健康で長生きする目標を達成するには糖尿病関連合併症を防ぐだけではどうしても足りません**。さらに、加齢とともに筋力や精神的な活力が低下し、生活機能が障害され脆弱性が出現した状態を「**フレイル**」といいますが、まさに高齢者が直面する問題です。この「フレイル」にどう対応していけばよいかは社会全体の課題になっています。

高齢糖尿病患者さんにおいて、

- 何ができて何ができなくなっているか
- 同居している家族はいるか
- 介護保険の利用はあるか
- 食事は誰が作っているか
- 何時頃食事を食べているか

などは最低限押さえておきたい情報です。

一言で高齢糖尿病患者の診療ポイントをまとめると、

「実現可能で低血糖の起きにくいほどほどの血糖コントロールを目指す」

ということです。

例えば、高齢独居の糖尿病患者さんは低血糖などの緊急時に誰にも気づかれずに経過してしまうリスクもあり、治療を強めることで低血糖のリスクが高くなるくらいであったら、高めの血糖値もある程度は許容する、といったことなどが検討されます。

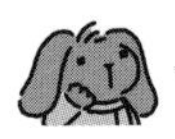

高齢糖尿病患者さんの背景を知ることで、「できること」、「できないこと」、「注意点」などが明確になるね

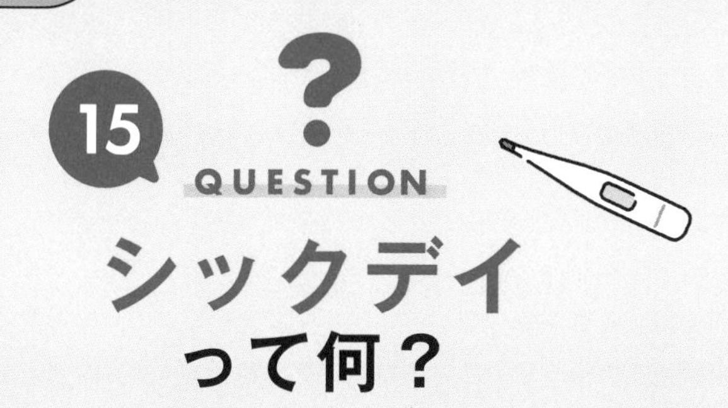

15 QUESTION シックデイって何？

A 感冒や胃腸炎などにかかり、いつものように食事ができない日のことで、低血糖や高血糖になりやすいため注意が必要です。

いつも元気だとは限らない

糖尿病患者さんの血糖コントロールは基本的には毎日それなりに食べたり運動したりしていることを前提にしています。ただし、皆さんも経験するように、誰もが時に体調を崩します。**発熱、下痢、嘔吐、食欲不振などのためにいつものように食べられないときをシックデイ**と呼びます。

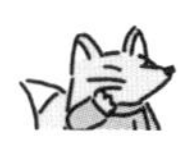

糖尿病患者さんもいつものように食事ができないこともありますよね

シックデイ時の対応は？

なぜシックデイが問題になるかというと、基本的に食事を食べた際の血糖上昇も考慮して血糖コントロールをされていることがほとんどだからです。逆に食事をしないでいつものように薬を内服したりインスリンを注射したりすると、低血糖になる可能性があります。また、治療を安易に中断すると高血糖になる可能性もあります。

日本では真面目な患者さんが多いので、**体調が悪く食事が食べられな**

くても、薬だけはきっちり内服されるケースも稀ではありません。特に前述のようにスルホニル尿素（SU）薬やインスリン注射を使っている人は低血糖のリスクが非常に高いため、事前にシックデイの対策もとっておきましょう。

例えば、

・**食事が食べられないときには糖尿病治療薬はすべて中止**

・**シックデイのときは超速効型インスリンをスキップ**

など、使っている薬や状態によって指示内容のは様々ですが、**低血糖にならないためにはどうすべきか事前に検討し、患者さんにあらかじめ話しておくのが理想的**です。基本的にはSGLT2阻害薬、メトホルミンはシックデイの間は中止とし、SU薬やグリニド薬も食事がいつものように食べられないようであれば中止や減量を考慮するのが一般的です。

ただし、患者さんごとに生活環境や併存疾患、治療薬などが異なっており、シックデイでの対応をどうすべきか、実は言うほど簡単ではありません。食事を3割くらいは食べられる場合、夕飯から食事が食べられるようになった場合、体調が悪いけれど血糖値が高い場合、など患者さんごとにいろいろな状況が生じえます。

患者さんの立場からしたら、ある程度シックデイ時の指示はもらっていたものの、ちょっと違う状況でもその指示を守ってよいのか不安になります。また、状況ごとに細かく指示を出しすぎても患者さんがその通りに対応することが難しくなります。**ある程度のシックデイ時の対応を伝えたうえで、患者さんが悩む状況が出てきた場合は主治医やかかりつけの医療機関に連絡し、指示を受けるように伝えましょう**。特に、シックデイのときに自己判断でインスリンを中止したり調整したりすると大変危険なので、インスリンを使用中の患者さんは困ったら連絡するように伝えておきましょう。

シックデイの対応についてあらかじめ患者さんに指導し、困ったらかかりつけの医療機関に相談するように伝えておくのが大事だね

16 QUESTION

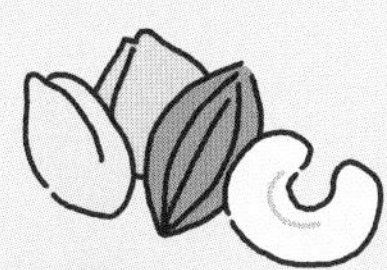

理想的な食事のバランスって何？

A 栄養摂取割合としては炭水化物50～60％、たんぱく質15～20％、脂質25～35％くらいが理想的で、食物繊維を毎日20ｇ以上はしっかりとりましょう。

理想的な栄養摂取割合

実はこれについてはまだまだ議論がつきない問題です。最近の研究結果から、国や人種による違いは認めるものの、ある程度は炭水化物（糖質）を控え目にしたほうが長生きできる可能性が報告されています（LANCET. 2017; 390: 2050-2062）。ただし、その後、複数の研究結果を解析した結果、1日のエネルギー摂取量に占める炭水化物の割合が40％未満でも70％より多くても死亡リスクが上昇する可能性についても報告されています（LANCET Public Health. 2018; 3: e419-e428）。

さらに、最近では低炭水化物食で全死亡リスクが上昇するだけでなく、心血管イベント（心筋梗塞、狭心症、脳卒中などをまとめてしばしば心血管イベントと呼びます）やがん死のリスクも有意に上昇することが報告されています（Eur Heart J. 2019; 40: 2870-2879）。

日本人でのデータ（Br J Nutr. 2014; 112: 916-924）なども考慮に入れると**現時点で日本人に勧められる栄養摂取割合として炭水化物50～60％、たんぱく質15～20％、脂質25～35％くらいがよいでしょう**。だいたい病院で提供される食事もこのような割合になっていることが多いです。

上記の割合は一般的な日本人の栄養摂取割合に近いものではありますが、糖尿病患者さんではしばしば糖質の過剰摂取が目立つので要注意です。

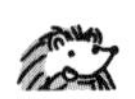

極端な食事よりバランスがとれた食事のほうがよさそうだね

食物繊維を常に意識する

炭水化物は糖質と食物繊維に大別されますが、日本人の食物繊維の摂取量が徐々に少なくなってきていることが問題になっています。**食物繊維をしっかりとると心血管イベント、がん、死亡率の低下につながる可能性**も報告されており（Lancet. 2019; 393; 434-445）、炭水化物摂取量とは関係なく**食物繊維は毎日 20 g 以上の摂取が推奨**されています。

日本では 60 ～ 70 年前に比べると食物繊維の摂取量が大きく減少し、最近は 15 g 程度で推移しています。水溶性食物繊維でも不溶性食物繊維でもどちらも死亡リスクを減らせるようなので、とにかく食物繊維の摂取量が増えるように意識して摂取することが重要です。

同じ炭水化物といっても食物繊維は 1 g あたり 0 ～ 2 kcal 程度でエネルギー摂取量としてはほぼ無視できるレベルであり、血糖値も上昇しません。しっかりと摂取することで急激な血糖値の上昇を防ぐ効果など改善も期待できます。食物繊維というと患者さんは野菜をイメージします。もちろん完全に間違っているわけではないのですが、すべての野菜が食物繊維を豊富に含んでいるわけではありません。

食物繊維の多い食品は

- **全粒穀物（玄米など）**
- **ナッツ類（アーモンドなど）**
- **豆類（大豆など）**
- **根菜類（ごぼうなど）**
- **海藻類（わかめなど）**
- **食物繊維が豊富なシリアル**

が代表的です。

例えば**主食を全粒穀物に変えるだけでも毎日食物繊維の摂取量が増えます**。食物繊維といっても実はいろいろあり、その中でも穀物からの食物繊維は特に有用性が高いとの報告も多く（Am J Epidemiol. 2014; 180: 565–573）、全粒穀物の摂取量が増えると多くの疾患リスクが低下することも報告されています（Circulation. 2016; 133: 2370–2380）。

また、**毎日片手いっぱい程度（30 g弱）のナッツもお勧め**で、死亡、心血管疾患、がんのリスクが低下することなどが報告されています（NEJM. 2013; 369: 2001-2011, Circ Res. 2019; 124: 920-929）。カロリーが高いことを心配する方も多いですが、ナッツの摂取量が増えると逆に肥満のリスクが低下することが報告されております（BMJ Nutr Prev Health. 2019; 2: 90-99）。詳細はまだまだ不明ではありますが、生体ではナッツのエネルギーがすべて利用されるわけではない可能性が示唆されています（Am J Clin Nutr. 2013; 97: 1346-1355, Mayo Clin Proc. 2021; 96: 2386-2397）。

食物繊維を多く含む食品は同じエネルギー量を摂取していても太りにくい可能性も指摘されています。

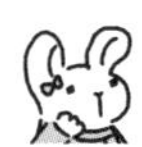

食物繊維は忘れがちだけどやっぱり大事なんだね

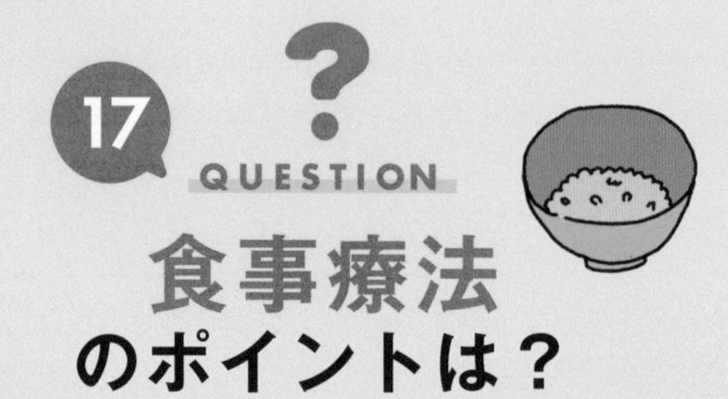

食事療法のポイントは？

A 理想だけを求めすぎず、現在の患者さんの食生活を知ったうえで、患者さんと話し合って一緒にできることを考えます。

やはり糖質に注目

食事療法は糖尿病治療をするうえで欠かせないものです。一般的に推奨される栄養摂取割合については前述の通りですが、糖尿病患者さんに対してはどうしましょう？

基本的には一般的に推奨される栄養摂取割合をベースにしていただければよいと思いますが、間食を含めて糖尿病患者さんの中には糖質の摂取量が過剰な方もいます。**糖尿病患者さんの血糖コントロールにおいてはやはり糖質に注目し、過剰に摂取している糖質をまずは減らす**ことをお勧めします。

糖質を過剰に摂取すると、より食後の高血糖が目立ちやすくなることがわかっていますし、糖質の摂取をほどほどに抑えることで、無駄に糖尿病治療薬が増えることも防げます。

食事の中でも糖質は血糖コントロールに直結しやすい部分だから注目だね

まずは患者さんの食生活を知る

食事療法で一番大事なことは患者さんの食生活を知ることです。必ずここからスタートしましょう。これは患者さんに積極的に聞かなければわかりません。よくありがちですが、ただ甘いものを控えろ、食べ過ぎるな、などというだけでは有効な食事指導とは言えません。

血糖コントロールを改善するため、**まずは患者さんから食生活や嗜好についてしっかりと聞くことが大事です**。食事の回数も１日３回ではなく２回の方もいます。ごはんが好きな方もいればパンが好きな方もいます。とにかくアイスが好きな方もいます。野菜が嫌い、肉より魚が好き、など患者さんによって嗜好は異なります。もしかしたら、間食、清涼飲料水をしばしばとっているかもしれません。

これらのことはいずれも極めて重要ですが、まずは話を聞くことでその患者さんのポイントを抑えておくと指導もしやすくなります。管理栄養士以外でも不可能なことではなく、ぜひアドバイスを送ってあげてください。

１回ですべてを明らかにするというよりも、回数を重ねながらゆっくり患者の生活パターンを理解しましょう。どうにも食生活がよくわからない患者さんには、とりあえずは**「昨日１日何を食べましたか？」**などから聞き出してもいいと思います。次回外来までにだいたい**どんな食生活なのか数日から１週間くらいノートにつけてもらったり、携帯で毎食の写真をとってもらったり**してもよいと思います。

解決の糸口を探るためには、多少時間がかかっても食生活を聞くことは必要なことです。

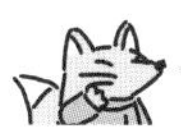

まずは患者さんの食生活を知ることから始めるんだね

具体的な指導方法

管理栄養士の方がいれば細かい指導も可能になりますので、ぜひ一緒に指導してもらいましょう。管理栄養士が行う包括的な食事指導は、他の医療者による指導に比べて、血糖コントロールの改善など多くの点で有効であるということが研究でも示されています。

まず、**エネルギー摂取量ですが肥満がなければ現状維持**でよいと思います。ただし、**肥満がある場合は、後述するように本人が継続しやすい方法でエネルギー摂取量を減らす**ようにしましょう。また、血糖コントロールを考慮すると、**炭水化物（糖質）の割合としては50％程度を目安とし、それ以上に糖質を摂取している方には現在より糖質を制限**していただくようにしましょう。

経験上は日本人２型糖尿病患者さんにおいて、糖質を過剰に摂取し１日のエネルギーに占める炭水化物の割合が50％を大きく超えていることがしばしばあります。炭水化物の割合は50％程度までは過去の研究結果からも安全に減らせると考えていますし、糖質を控えることで血糖値は上がりにくくなり、血糖コントロールのための食事療法としては妥当だと思います。

具体的には、**お菓子などの間食、清涼飲料水、夜食が多い、といったことがあれば、まずはそれらの糖質を減らしましょう**。また、血糖値の上昇が目立つ食事のタイミングがわかっている場合はその食事の糖質を控えることもよいと思います。

また、ただ制限するだけだと継続しにくいので、代わりに食べてよいものを提案することも大事です。**ナッツ、野菜、魚、豆類などは健康に良いとされる代表的な食品であり、糖質も少ないので糖質を控える代わりに食べても血糖コントロールは悪化しにくいです**。また、前述のように全粒穀物も死亡を含め多くの病気のリスクが低下することが報告されており、血糖値も上昇しにくくなるため、白米を玄米にする、白い食パンを全粒粉のパンにする、などもお勧めできます。

いきなり食事の理想を完成させるのではなく、「その人の今」を中心に少しずつ改善を指導することが実現可能性の高い方法です。個別化医療が中心となりつつありますが、食事療法・運動療法もその人に合った対応を心がけましょう。

また、**食事を作る人や用意する人と患者さんが別のこともしばしばあり、食事指導をする際には誰に指導をしたらよいかを考えることも大事**です。間食や清涼飲料水などの甘いもののとりすぎに関しては患者さん本人への指導が中心になることが多いですが、実際の食事内容に関しては患者さん自身は食べるだけで作る人は別ということであれば、食事を作ってくれる人も一緒に食事指導したほうが効果的です。

理想だけを求めすぎず、患者さんの今を中心に少しずつ改善を目指しましょう

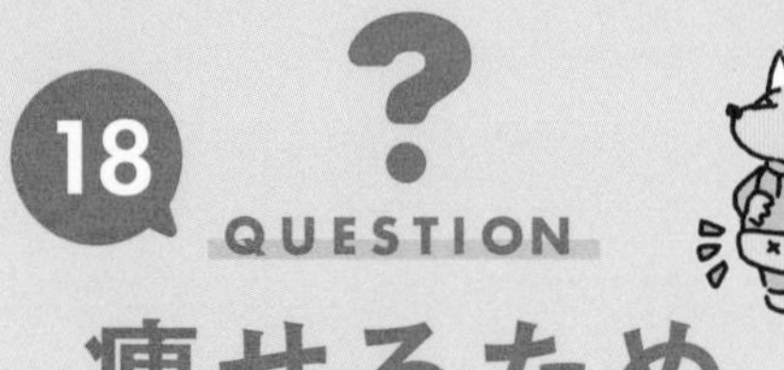

痩せるための食事は？

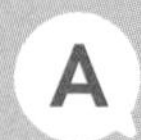

糖質を適度に控え、患者さんが継続しやすい方法でエネルギー摂取量を減らしましょう。

理想的なBMI

BMIとは体重を身長で2回割って算出される値で、BMIが肥満の有無を考える際に使用されます。

BMI＝体重（kg）÷身長（m）÷身長（m）

日本人ではBMI≧25を肥満としていますが、理想的なBMIはいくつでしょうか？　最近の研究結果などから**日本人ではBMI 20～25程度が最も死亡率が低い**と考えられています。ただし、年齢が進むと徐々にBMI 25以上でも死亡リスクの上昇は認めにくくなり、逆にBMI低値が心血管リスク上昇と関連するという結果も報告されています。**75歳以上の後期高齢者では、多少の肥満であれば安易に体重減少を考えなくてよいかもしれません**。高齢者では**肥満より注意すべきは痩せであり、特にBMI＜18.5は要注意**です。

しかし、BMIだけではわからないのが体格・体組成です。BMIが大きいと同時に体脂肪量も多いことが通常ですが、必ずしも全例その通りとは限りません。日本ではBMI 25を超えると肥満とされますが、BMI

28でも脂肪量は少ない人もいますし、BMI 22程度でも内臓脂肪蓄積が目立つ人もいます。BMIより体脂肪量や内臓脂肪量が重要という報告もあり、**BMIだけでなく体格・体組成も考慮**しましょう。

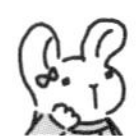

肥満だけでなく高齢者の痩せにも注意が必要なんだね

肥満と肥満症の違いは?

日本ではBMI≧25を肥満としています。ただし、BMIだけで定義されるため肥満も様々で、スポーツ選手など内臓脂肪が少なく筋肉量が多くても計算上はBMI 27～28となり肥満に該当する場合もあります。問題は肥満であることだけでなく、**健康障害を伴っているかどうか**という点です。そこで、BMI上の肥満だけでなく**肥満に関連する健康障害を合併した肥満症**が定義されました。肥満と違い、肥満症という場合は健康障害の点から医学的にも減量が必要な状態です。

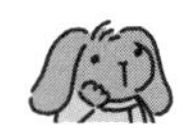

肥満と肥満症は別物なんだね

肥満に関連する健康障害って何?

肥満に関連する健康障害について具体的にみてみましょう。以下の11の疾患が肥満症の診断に必要な健康障害です。言い換えるとこれらの疾患は減量に伴い改善や発症リスクの低下が期待できます。また、これ以外にも肥満に関連する健康障害は多数あり、胆石症、静脈血栓症、胃食道逆流症などが代表的です。

最近は**肥満ががんと関連することなどもわかっているためやはり肥満はできれば解消したい**ところです。ただし、高齢者など減量に伴いサルコペニアの悪化などの懸念があれば必ずしも減量が良い結果をもたらすわけではないため難しいところです。

肥満症の診断に必要な健康障害

①耐糖能障害（2型糖尿病・耐糖能異常など）

②脂質異常症

③高血圧

④高尿酸血症、痛風

⑤冠動脈疾患（心筋梗塞・狭心症）

⑥脳梗塞・一過性脳虚血発作

⑦非アルコール性脂肪性肝疾患

⑧月経異常・女性不妊

⑨睡眠時無呼吸症候群（SAS）・肥満低換気症候群

⑩運動器疾患（変形性関節症：膝関節・股関節・手指関節、変形性脊椎症）

⑪肥満関連腎臓病

（日本肥満学会，編．肥満症診療ガイドライン2022．ライフサイエンス出版，2022を参照して作成）

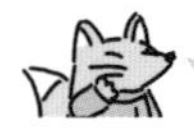

肥満症の患者さんには減量をできる限り推奨したいね

痩せるための食事

低脂肪食、糖質制限食などいろいろな食事療法がありますが、どんな食事がよいでしょうか？

多くの研究が施行されていて、結局はエネルギー摂取量を減らすことは、低炭水化物食でも低脂肪食でも減量には効果的です。食事療法でどのプログラムが減量によいかメタ解析もされていますが、**低脂肪食、糖質制限食などいずれの食事プログラムでも減量には効果的で大きな違いはなく、本人が継続しやすい方法でエネルギー摂取量を減らすことがよい**と考えられています（NEJM. 2009; 360: 859-873, JAMA. 2014; 312: 923-933）。

ただし、糖尿病患者さんでは血糖値に直結しやすい糖質に注目しましょう。太っていても栄養摂取割合としては基本的には前述のように炭水化物50～60%、たんぱく質15～20%、脂質25～35%をベースに考えてよいと思いますが、**炭水化物（糖質）の割合は50%程度までは減らしてよい**と思います。

食事療法の難しさは患者さんが実際にできるかどうかということと、その継続性にあります。多くの研究で食事療法は最初の3～6か月を減量のピークとしてその後はリバウンドしてくるということが多く、どのようにしたら長期的に食事療法を継続できるかが解決すべき課題です。

頻回の食事指導や栄養教室参加の回数が多いほど体重減少効果が高い可能性も示唆されていますので、継続のヒントかもしれません。食事指導などを通じて**本人のモチベーションを維持し、生活パターンや嗜好を取り入れながらエネルギー摂取量を減らす指導を継続すること**が大事です。

痩せるための食事も理想だけでなく、患者さんが実践でき継続しやすい食事内容を考えるのが大事なんだね

食べる順番は大事ですか？

A 炭水化物（糖質）を最後に食べることだけでなくゆっくり食べることも血糖コントロールに重要です。

食べる順番で血糖値が低下

糖尿病患者さんから「野菜から食べるようにしました」と話されることが増えてきました。これは本当に有効なのでしょうか？

野菜から食べて炭水化物を後で食べることで食後高血糖を抑制し、HbA1c値が低下するという研究結果が報告されています（Asia Pac J Clin Nutr. 2011; 20: 161）。ただし、この研究では野菜から食べる群は血糖値が上がりにくい食品が推奨されているなど両群で食事内容が同じではない可能性が高いので、研究結果の解釈には注意が必要かもしれません。野菜の食物繊維により糖質の吸収が緩やかになる可能性などが機序として考えられています。

また、**たんぱく質を先にとることでも食後高血糖が抑制**されることが報告されています（BMJ Open Diabetes Res Care. 2017; 5: e00040）。たんぱく質を先にとるとGLP-1というホルモンの分泌を促し、胃内容排出遅延やインスリン分泌促進につながり、血糖値が上がりにくくなる可能性などが考えられています。

野菜を先に食べても、たんぱく質を先に食べても、ある程度食後の高血糖を下げる効果は期待できるかもしれません。言い換えると**炭水化物（糖質）は食事の最後に食べる**ようにすることで血糖値が上がりにくくなるかもしれないということですね。**食べる順番は簡便な方法であることからも、血糖値の改善が期待できるだけでなく、長期的に継続可能な方法**かと思います。これは非常に大事な点です。

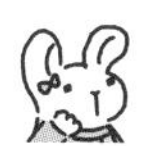

糖質を最後にとるようにするだけでも血糖値が下がる可能性があるんだね

早食いは良くない

ただし、食べる順番だけではなく、忘れてはいけないのが食べる速さです。食べる順番をどんなに気をつけていても、食べる速度自体が速すぎると、順番も何もありません。例えば、食べる順番に注意していても、早食いで食事が５分程度で終わっているようでは、食事が腸で吸収される前に胃の中で一緒になっていることでしょう。

食事に何分かければよいかという明確な指標はありませんが、**最低でも15～20分程度はかけたい**ところです。食べる速度が速ければ食後高血糖につながる可能性が高くなるだけでなく、満腹を感じる前にいっぱい食べてしまうことにもつながりますので過食や肥満の原因になります。実際に早食いと肥満が関係することも報告されています（J Epidemiol. 2006; 16: 117-124）。

食べ方についてまとめると

- **炭水化物（糖質）を最後にする**
- **ゆっくり食べる**

が血糖改善のポイントです。

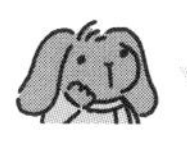

早食いしていないかどうかも食事を聞くときに重要だね

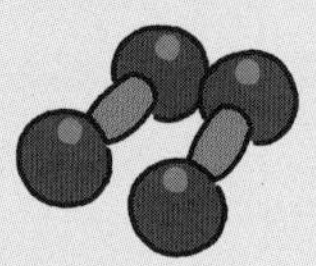

運動で血糖値は下がりますか？

A 運動することで血糖値の改善が期待できるだけでなく、死亡や心血管イベントのリスクが低下するなど多面的なベネフィットが期待できます。

運動の効果

運動により血中グルコースが消費されることやインスリン抵抗性が改善することで血糖値改善効果が期待できます。

運動は大きく分けると

- ウォーキング、ジョギング、水泳などの有酸素運動
- 筋トレなどのレジスタンス運動

の2つがあります。

いずれの運動でも血糖値の改善が報告されています（JAMA. 2011; 305: 1790-1799）。また、運動へのアドバイスだけでは有効性は認められず、**運動と食事の両者についてアドバイスした場合にHbA1cが低下する可能性**も報告されているので、やはり食事と運動のどちらも指導していく必要がありそうです。

また、血糖コントロールだけでなく、**運動は内臓脂肪を減らすのにも有効**です。内臓脂肪は心血管リスクとの関係も強く、改善させたい脂肪

です。運動療法は食事療法より減量効果は小さいのですが、**運動をすることでたとえ体重があまり減らなくても内臓脂肪を減らせる**ことが報告されています（Ann Intern Med. 2000; 133: 92-103）。

運動療法の良さはHbA1cの改善や内臓脂肪の減少だけにとどまりません。身体活動量が多いほど、

- 脂質改善
- 心肺機能改善
- 血圧低下
- 認知機能改善
- 骨折リスク減少
- 全死亡や心血管イベントのリスクの低下

などが報告されていますので、可能であればすべての人に積極的に運動療法を取り入れましょう。

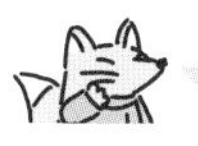

運動することで血糖改善、内臓脂肪減少だけでなく、死亡リスク低下などにつながる可能性があるんだね

運動しないで痩せるリスク

運動をしないで食事を控えて痩せるとどうなるでしょうか？　例えば、食欲がなくて食べずに数日寝て過ごし、痩せた場合はどうなるでしょうか？　特に運動せずに痩せた場合、その減量には**筋肉量の減少が大きく寄与**しています。この減量には落とし穴があり、基礎代謝も大きく減り、簡単に言うと以前よりも太りやすい身体になっている可能性があります。

減量に伴い基本的には筋肉量も通常減ってしまいますが、その**筋肉量の減少を最小限にして体重を減らすことが減量のポイント**になります。運動をしっかりしながら、内臓脂肪を減らし、筋肉量をなるべく減らさずに痩せることがリバウンドしにくい理想的な減量方法です。肥満で痩せる必要がある人には単にエネルギー摂取量を減らすだけでなく運動療法もいっしょに併用することで筋肉量を維持しながら内臓脂肪を減らすことを意識してもらいましょう。

運動をしながら痩せることが理想的なんだね

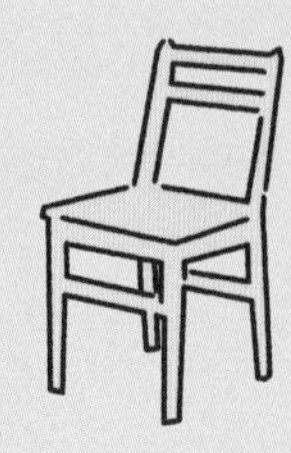

私にできる運動療法はありますか？

A どのような運動も意味があり、座っている時間を減らすだけでも効果が期待できます。

それぞれに合った運動を勧める

運動療法のエビデンスをまとめた結果、ガイドライン上は

「週に3～5回、中等度～強度の有酸素運動を20～60分間行い、1週間に合計150分以上運動すること」

が推奨されています（Diabetes Care. 2021; 44（Supple 1）: S53-S72）。

さて、実際にどのような運動をどのような頻度で行うのがよいのでしょうか？　皆さんに推奨すべき運動はある程度決まっているのでしょうか？　運動療法も食事療法と同じように、**実施できるかどうか、継続できるかどうかがポイント**になりますので無理なく継続できるものが望ましいです。

実は**週に1回だけ仕事が休みのときに運動するだけでも効果**があります（JAMA Intern Med. 2017; 177: 335）。週に1、2回まとめて中等度の運動150分以上もしくは強度の運動75分をする人たち（英語で“weekend warrior”とも言われる）でも、週に3回以上に分けて運動する人たちと同じように全死亡、心血管死、がん死のリスクが有意に低下することが

報告されています。

また、別の研究で**食後30分ごとに3分間軽くウォーキングする程度であってもインスリン感受性や食後の血糖値改善**につながる可能性が示唆されています (Diabetes Care. 2016; 39: 964-972)。さらに、**座っている時間を減らすだけでも**死亡や心血管疾患のリスクを減らせる可能性が示唆されています (Ann Intern Med. 2015; 162: 123-13)。いろいろな運動の形があるので、それぞれに合った運動を考えましょう。

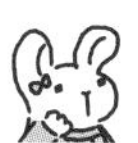

座っている時間を減らすだけでも良い結果につながる可能性があるんだね

運動してはダメな人

運動ができるならしたほうがよさそうですが、逆に運動をすべきでない患者さんや運動する際に注意が必要な患者さんもいます。

その代表的な例が

- **進行した糖尿病網膜症**
- **進行した糖尿病性神経障害**

のある患者さんです。

糖尿病網膜症が進行した患者さんでは激しい運動やいきむような運動は控えましょう。糖尿病網膜症の進行した患者さんにおいては新生血管が脆弱で血圧が急激に増加すると出血のリスクを高めてしまう可能性があります。当然血圧の管理が悪いことでより出血のリスクが高まると思ってよいです。

また、糖尿病性神経障害が進行した患者さんでは、糖尿病足病変の発生などに注意が必要であり、起立性低血圧などの血圧の変動に伴うトラブルも起きやすいので、十分にその危険性について話し、指導しておきましょう。

糖尿病性腎症については、活動量が多いほど腎機能低下リスクも低くなる可能性が示唆されているため、ウォーキングなどの負荷の軽い運動は問題ないと考えられます。ただし、急激に腎機能低下や蛋白尿増加を認める状況では過度な運動は避けておきましょう。**もちろん心機能などその他の患者背景も十分考慮して、運動すべきかどうか、運動をするならどの程度の強度までにするか、といったことを検討**しましょう。

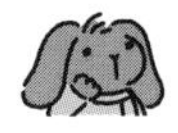

運動をすると危険な患者さんも中にはいるんだね

22 QUESTION

ビグアナイド薬ってどんな薬？

A 基本的に2型糖尿病患者さんに最初に使用したい薬で、血糖値の改善や糖尿病関連合併症のリスク低下が実証されています。

ビグアナイド薬（メトホルミン）の特徴

日本で使用されるビグアナイド薬のほとんどはメトホルミンなので、ビグアナイド薬＝メトホルミンと考えて大丈夫です。メトホルミンは**肝臓での糖産出を抑制**しますが、その他にも**消化管からの糖吸収抑制、末梢組織でのインスリン感受性の改善**など様々な作用により血糖降下作用を発揮します。空腹時血糖値だけでなく食後高血糖もある程度改善します（BMJ. 2012; 344: e1369）。

メトホルミンの特徴としては以下の点を覚えておきましょう。

- 空腹時血糖値を中心に血糖値を全体的に下げる
- 合併症（細小血管症や大血管症）のリスクが低下する
- 体重が増加しにくい
- 低血糖になるリスクが低い
- 薬価が安く経済的負担が少ない
- がんのリスクが低下する可能性がある

昔からある薬ですが、その効果やエビデンスは他の糖尿病治療薬を圧倒しており、今でも基本的には**第一選択薬として最初に使用したい薬**です。

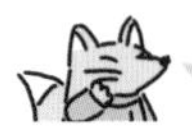

安くて血糖値も下がって、なおかつ、合併症のリスク低下も証明されているなんて最高だね

メトホルミンの副作用

メトホルミンの副作用としては以下が代表的です。

- 悪心、嘔吐、便秘、下痢といった消化器症状
- ビタミンB12欠乏症
- 乳酸アシドーシス

悪心、嘔吐、便秘、下痢といった消化器症状が頻度としては多いです。また、長期的にはビタミンB12の吸収を低下させるため、**ビタミンB12欠乏症**にも注意しましょう。メトホルミンの有名な副作用としては**乳酸アシドーシス**があり、頻度は極めて稀ですが、死亡例も報告されているため注意が必要です。使用を控えるべき状況も示されています。

メトホルミンの使用を控える状況

①腎機能障害患者（eGFRが30 mL/分/1.73m^{2}未満、透析患者）
②過度の飲酒、脱水
③シックデイ、心血管・肺機能障害、手術前後、肝機能障害
④高齢者（80歳以上からの新規使用は控える）
⑤ヨード造影剤使用前後48時間

何となく使用しにくいような印象をもたれてしまうかもしれませんが、**適正に使用すれば安全性も高く**、その優れた効果を十分に発揮することができます。

気をつけることは多くても、合併症や併存症の少ない糖尿病患者さんには安全に使用できそうだね

代表的なビグアナイド薬（＝メトホルミン）

- メトグルコ®
- グリコラン®
- メトホルミン塩酸塩（後発品）

23 QUESTION

多くの人がDPP-4阻害薬を使うのはなぜ？

A 高齢者含め多くの2型糖尿病患者さんに対し、低血糖リスクを上げずに血糖値の改善が期待でき、かつ副作用も少ない「無難な」薬だからです。

DPP-4阻害薬の特徴

DPP-4 阻害薬はインクレチンと呼ばれる GLP-1（血糖上昇時のインスリン分泌促進、グルカゴン分泌抑制、胃から腸への食物の排出抑制など）や GIP（血糖上昇時のインスリン分泌促進など）の作用を介して作用します。つまり、**血糖値が上がったときに効果を発揮してくれる薬剤で、食後の高血糖の改善**に力を発揮します。また、**グルカゴン分泌を抑制することで空腹時血糖値の改善**も期待されます。

DPP-4 阻害薬の特徴としては以下の点を覚えておきましょう。

- 空腹時も食後の血糖値も改善する
- 体重が増加しにくい
- 低血糖になるリスクが低い
- 高齢者にも安全に使用できる
- 使用禁忌となる状況が非常に少ない
- 薬価が高い

ただし、大規模臨床試験においても、心筋梗塞や脳卒中といった大血管症のリスク低下に関する有効性は実証できていません（NEJM. 2013; 369: 1317, NEJM. 2013; 369: 1327, NEJM. 2015; 373: 232）。それでも、DPP-4阻害薬は日本で一番処方されている糖尿病治療薬で、「**どんな状況でも血糖値を無難に下げる**」という点がみんなに支持されているように思います。

もちろん全症例というわけではありませんが、**腎不全があっても、肝機能が低下していても、インスリンを使用していても、多くの場面で使用できます**。低血糖のリスクを上げずに血糖値を改善させ糖尿病関連合併症のリスク低下につなげるという糖尿病診療の基本を実行するうえで大変助かります。

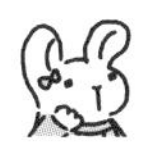

多くの人に使えて、低血糖リスクを上げずに血糖値の改善が期待できるのは魅力的だね

DPP-4阻害薬の副作用

DPP-4阻害薬の副作用としては以下が代表的です。

- 悪心、嘔吐、便秘、下痢といった消化器症状
- 重篤な皮膚疾患（水疱性類天疱瘡、Stevens-Johnson症候群）
- DPP-4阻害薬関連の関節痛や関節炎
- 間質性肺炎

DPP-4阻害薬の副作用としてはいずれも頻度としては多くありません。多くの2型糖尿病患者さんに使われている理由の一つにその副作用発現頻度が少ないことも挙げられます。ただし、水疱性類天疱瘡、Stevens-Johnson症候群など重篤な副作用も起こることがあるので注意しましょう。

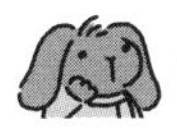

副作用は少なそうだけど、消化器症状以外にも皮膚疾患や間質性肺炎には注意したほうがよさそうだね

代表的なDPP-4阻害薬

- ジャヌビア®
- グラクティブ®
- エクア®
- ネシーナ®
- トラゼンタ®
- テネリア®
- スイニー®
- オングリザ®
- ザファテック®　＊週1回内服する製剤
- マリゼブ®　＊週1回内服する製剤

SGLT2阻害薬は何がすごい？

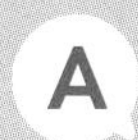

血糖値を低下させるだけでなく、体重減少効果や心臓・腎臓を保護するといった多方面に効果を発揮します。

SGLT2阻害薬の特徴

SGLT2阻害薬は近位尿細管でのブドウ糖の再吸収を抑制することで、**尿糖排泄を促進し血糖低下作用を発揮**します。ただし、血糖低下作用は近位尿細管を介する作用であり、腎機能低下しているとその効果が減弱します。腎不全や透析例では血糖値の低下は期待できません。

SGLT2阻害薬の特徴として以下の点を覚えておきましょう。

- 食後血糖値を中心に血糖値を全体的に下げる
- 心血管イベントのリスクが低下する（N Engl J Med. 2015; 373: 2117-2128）
- 腎保護作用がある
- 心保護作用がある
- 減量効果がある
- 低血糖になるリスクが低い
- 血圧や脂質も改善が期待できる
- 薬価が高い

SGLT2 阻害薬は多面的に効果を発揮する薬で、単に糖を尿から排出するというだけの単純な機序ではないことが示唆されています。さらにすごいのはこれだけではありません。最近の研究では糖尿病の有無にかかわらず、心不全、慢性腎臓病の治療薬としても効果が実証されています（NEJM. 202; 383: 1413-1424, NEJM. 2021; 385: 1451-1461, NEJM. 2020; 383: 1436-1446）。

糖尿病の薬として登場しましたが、糖尿病治療薬の枠を超えて、最近では糖尿病がなくても心不全患者さんや慢性腎臓病のある患者さんにも処方される薬になっています。

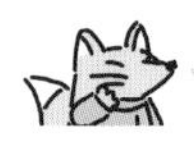

血糖値を下げるだけでなく、糖尿病がなくても心不全、慢性腎臓病に効果を発揮するなんて驚きだね

SGLT2阻害薬の副作用

SGLT2 阻害薬の副作用としては以下が代表的です。

- 性器感染症
- 頻尿
- 糖尿病ケトアシドーシス
- サルコペニア
- 下肢切断のリスク上昇の可能性
- 脱水

性器感染症のリスクが上昇することは多くの臨床試験で一致しています。SGLT2 阻害薬使用後に陰部掻痒感含め異常を認めた際にはSGLT2 阻害薬を中止しましょう。尿路感染症も懸念されていますが、関連を認めないという報告も多く、排尿障害や尿路感染を繰り返していなければ、使用は問題ないと考えられます。

SGLT2 阻害薬使用例では血糖値がそれほど高くない**糖尿病ケトアシドーシス**症例が報告されており、**食事が十分に食べられないときや過剰な糖質制限をしているときなどにSGLT2 阻害薬を使用しているときに**

発症するリスクが高まります。食事が十分にとれるようになるまでは休薬するのが基本です。

また、手術が予定されている場合には**術前 3 日前から休薬し、食事が十分に摂取できるようになってから再開**します。全身倦怠感、悪心嘔吐、腹痛などが出現し、体調がおかしいといったときには常に正常血糖糖尿病ケトアシドーシスを考えましょう。

サルコペニアは主に加齢による全身の筋肉量・筋力が低下した状態を指しますが、SGLT2 阻害薬で体重減少することでより一層筋肉量や筋力が低下することがあり、注意が必要です。また、血糖コントロールが良好であってもその**薬理作用から尿糖は陽性**を示します。

多くの効果が期待できる薬だからこそ、副作用に注意して使用したいね

代表的な SGLT2 阻害薬

- スーグラ®
- フォシーガ®
- ルセフィ®
- カナグル®
- ジャディアンス®

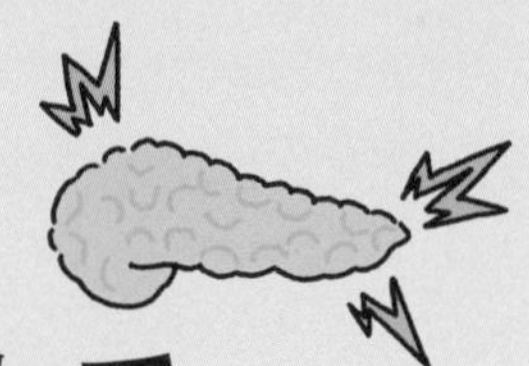

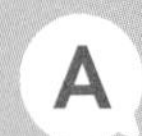

QUESTION

SU薬はどうして慎重に使うの？

A SU薬は強力な血糖降下作用がありますが、低血糖リスクが一気に上昇するため注意が必要です。

SU薬の特徴

SU薬の作用機序としては、膵β細胞膜上のSU受容体に結合することで**インスリン分泌を促進し血糖降下作用を発揮**します。服用後短時間で効果を発揮し、12時間から24時間作用して強力な血糖降下作用を発揮します。比較的腎機能が良好で、他の経口血糖降下薬を使用しても**どうしても空腹時血糖値が低下しない場合などでSU薬を使用することが多い**です。

SU薬の特徴として以下の点を覚えておきましょう。

- 空腹時血糖値を中心に強力な血糖降下作用がある
- 薬価が非常に安い
- 高齢者には使いにくい

SU薬は血糖値が高くても低くてもインスリン分泌を促進させ続け空腹時血糖値を中心に血糖値を強力に低下させますが、低血糖の観点からは怖い点でもあります。SU薬を使用しながらHbA1cが低下傾向となっている場合には減量や中止を検討しましょう。

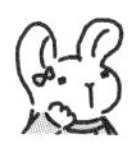

強力な血糖低下作用があるけど、同時に低血糖のリスクがあがるのは怖いね

SU薬の副作用

SU薬の副作用としては以下が代表的です。

- 低血糖、重症低血糖
- 体重増加

やはりSU薬の副作用で怖い点は低血糖です。SU薬を使っているからには常にそのリスクが近くに潜んでいます。特に、低血糖の中でもさらに危険な**重症低血糖はインスリンとSU薬が2大原因薬剤**であり、低血糖にならないように常に配慮しましょう。また、SU薬を内服している患者さんが**重症低血糖で救急搬送された場合は入院**しながら経過観察します。

血糖値そのものはブドウ糖を静注することですぐに上がりますが、SU薬の作用は持続するの、そのまま帰宅するとすぐに低血糖になってしまいます。基本的には入院して経過観察としましょう。その他、**しばしば体重増加も問題になり**、肥満の2型糖尿病患者さんに対し、安易にSU薬を併用することは避けましょう。

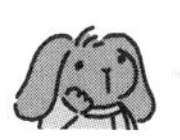

低血糖を避けるためにシックデイなど十分に食事が食べられないときにはSU薬はやめるほうがよさそうだね

代表的なSGLT2阻害薬

- グリミクロン®
- グリクラジド（後発品）
- アマリール®
- グリメピリド（後発品）

26 QUESTION

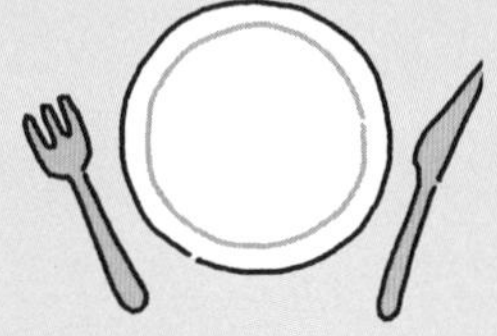

α-GIを食事の直前に飲むのはなぜ？

A 食後血糖値を下げるための薬で、食事の直前に内服しないと十分な効果が期待できません。

α-グルコシダーゼ阻害薬（α-GI）の特徴

食事中の炭水化物は唾液や膵液中のα-アミラーゼによってオリゴ糖や二糖類にまで分解され、小腸のα-グルコシダーゼによって単糖類に分解され、小腸上部で吸収されます。α-GIは小腸内でα-グルコシダーゼに結合して作用を阻害することで、二糖類の分解を阻害して**糖質の吸収を遅延させることで血糖値の上昇を抑えます。直接インスリンの分泌を刺激しないので低血糖になるリスクは低いです。食事の直前に内服することで十分に効果を発揮**するため内服のタイミングは大事です。

α-GIの特徴として以下の点を覚えておきましょう。

- （糖の吸収を遅らせることで）食後の血糖値を下げる
- 低血糖になるリスクが低い
- 食事の直前に内服する

食後高血糖を改善させることで血糖コントロールの改善が期待できる患者さんには十分にその効果が期待できます。

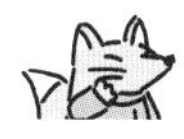

食後に血糖値がすごく高くなる糖尿病患者さんには有用そうだね

α-GIの副作用

α-GIの副作用としては以下が代表的です。

- 腹部膨満感
- 放屁の増加
- 下痢
- 肝障害

このような**消化器系副作用が稀ではない**のが悩ましいところです。また、**腸閉塞の既往がある人には使用を控えます**。開腹手術歴がある症例や便秘や下痢のコントロールに難渋している症例も使う際も慎重にしましょう。また、アカルボースで重篤な肝障害が報告されていますが、その他のα-GIでも肝障害にも注意しましょう。

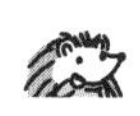

血糖値が良くなっても、放屁や下痢が続くと継続が難しいね

代表的なα-GI

- ベイスン®
- ボグリボース（ベイスン®の後発品）
- セイブル®
- ミグリトール（セイブル®の後発品）

27 QUESTION

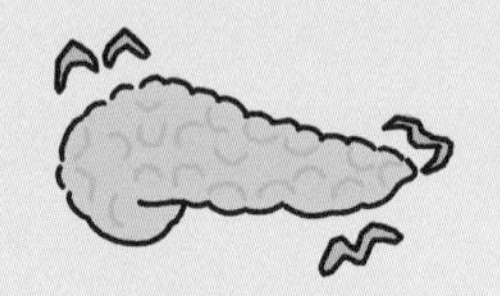

グリニド薬はα-GIと何が違うの？

A どちらも食後血糖値を下げる薬ですが、グリニド薬はインスリンの分泌を促して効果を発揮します。

グリニド薬の特徴

グリニド薬もα-GIと同じく主に食後高血糖をピンポイントで改善させたいときにその食前に使用します。しかし、α-GIとは少し作用機序が異なります。膵β細胞膜上のSU受容体に結合し、**インスリン分泌を促進**し、服用後短時間で血糖降下作用を発揮します。**SU薬と作用する場所は同じですが、作用時間が短い**のが特徴です。そして、α-GIと同じく**食直前に内服することで食後高血糖を改善**します。

グリニド薬の特徴としては以下の点を覚えておきましょう。

- （インスリン分泌を刺激することで）食後の血糖値を下げる
- SU薬よりは低血糖リスクが低い
- 食事の直前に内服する

グリニド薬はα-GIと同じように2型糖尿病患者さんにおける臨床アウトカムの点で十分なエビデンスはありません。ただし、やはり食後高血糖が問題になっている2型糖尿病患者さんの血糖コントロールに対しては大事な薬です。

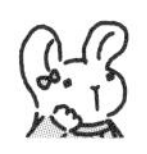

α-GIと同じように食事の直前に内服するけど、作用機序は違うんだね

グリニド薬の副作用

グリニド薬の副作用としては**低血糖、重症低血糖**が代表的です。

α-GIと同じく食後高血糖の是正のための専門薬ですが、**α-GIと違い消化器系副作用はほとんどありません**。ただし、**インスリン分泌を介して作用するため、SU薬ほどではないですが、低血糖のリスクがあります**。α-GIが単独ではほとんど低血糖リスクを上昇させなかったことに対し、グリニド薬は単独でも低血糖のリスクがゼロではないと覚えておきましょう。また、腎機能低下した症例などでは、作用が遷延して食後だけでなく長めに作用することもあるので注意が必要です。

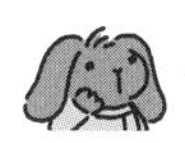

消化器系の副作用は少なそうだけど、低血糖には注意が必要だね

代表的なグリニド薬

- ファスティック®
- スターシス®
- ナテグリニド（ファスティック®、スターシス®の後発品）
- グルファスト®
- ミチグリニド（グルファスト®の後発品）
- シュアポスト®
- レパグリニド（シュアポスト®の後発品）

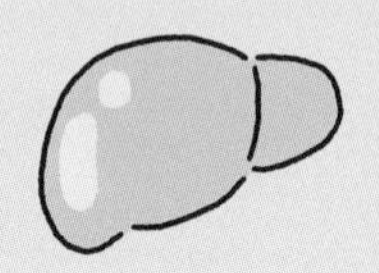

28 QUESTION

チアゾリジン薬ってどんな効果があるの？

A インスリン抵抗性を改善して血糖値を低下させますが、副作用には要注意です。

チアゾリジン薬の特徴

チアゾリジン薬は核内受容体型転写因子PPARγ（Peroxisome Proliferator-Activated Receptor）を活性化することで、インスリン抵抗性改善薬として力を発揮します。簡単にいうと、**インスリンを効きやすくしてくれる薬（インスリン抵抗性改善薬）**です。例えば、自分の膵臓から同じだけインスリンが出たとしてもインスリンが効きやすくなればそれだけ血糖値は下がりやすくなります。ただし、**血糖降下作用の発現には数週～数か月要する**とされています。この点は他の経口血糖降下薬の作用が数日以内に認められることと大きく違いますね。

チアゾリジン薬の特徴としては以下の点を覚えておきましょう。

- インスリンを効きやすくすることで血糖値を下げる
- 効果発現まで数か月かかる
- 低血糖になるリスクが低い
- 薬価が非常に安い
- 脂肪肝（NAFLD、NASH）を改善する残念ながら、チアゾリジン薬は主要評価項目としての心血管イベントのリスクを低下させることはできていません。また、NASHに対し肝線維化の改善などの効果が期待されてはいますが、肝硬変や肝細胞がんのリスク低下についてはまだ十分にわかっていません。

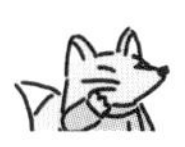

効果は期待したいけど、どれだけ効果が出るのか予測が難しいね

チアゾリジン薬の副作用

チアゾリジン薬の副作用としては以下が代表的です。

- 体重増加
- 浮腫
- 心不全
- 骨折

いろいろと難しい点が多い薬剤です。また、**心不全、重篤な肝障害や腎障害のある患者さんには使用禁忌**です。他には、**膀胱がんのリスクが上昇**することが報告されています。その後、膀胱がんとの関連を否定する研究も発表され、結論には至っていない状況ではありますが懸念される点ではあります。

いろいろと副作用が多いから悩ましい薬だね

代表的なチアリゾン薬

- アクトス®
- ピオグリタゾン（アクトス®の後発品）

29 QUESTION

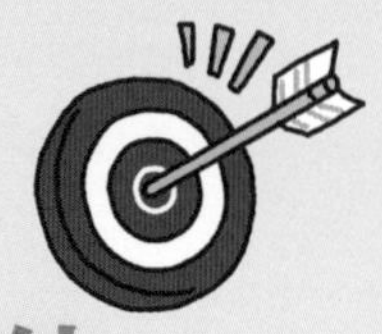

GLP-1受容体作動薬ってどんな薬？

A 血糖値の改善や体重減少といった効果だけでなく、死亡や心血管イベントのリスクが低下することが期待できる薬です。

GLP-1受容体作動薬の特徴

GLP-1というのは小腸下部のL細胞から分泌される消化管ホルモンですが、通常はDPP-4によって速やかに分解され、生理活性を失います。そこで、体内のDPP-4によって分解されにくく、皮下注射後に血中濃度が維持できるように開発された製剤が、GLP-1受容体作動薬です。

GLP-1受容体作動薬は血糖値が上がったときに膵β細胞からインスリン分泌を促進させます。また、グルカゴン分泌抑制作用、胃から腸への排出遅延作用もあり、空腹時血糖値と食後血糖値の両方を低下させます。**DPP-4阻害薬と作用が似ていますが、GLP-1受容体作動薬のほうが血糖改善効果を含め多くの点で有効性が高い**です。

GLP-1受容体作動薬の特徴としては以下の点を覚えておきましょう。

- 空腹時も食後の血糖値も大きく改善する
- 死亡や心血管イベントのリスクが低下する
- 減量効果がある
- 低血糖になるリスクが低い
- 薬価が非常に高い

DPP-4阻害薬とは違い、**GLP-1受容体作動薬は死亡や心血管イベントのリスクを有意に低下させることが臨床試験で実証されているすごい薬**です。

また、GLP-1受容体作動薬には注射製剤と経口薬の2種類あり、基本的に期待できる効果は同じですが、大きな違いとしては**死亡や心血管イベントのリスク低下を主要評価項目としてしっかりと実証しているのは注射製剤だけ**なので、その点は要注意です。また、注射製剤も経口薬も**DPP-4阻害薬とは作用機序からも併用しない**ようにしましょう。

ちなみに、注射製剤というと患者さんは基本的にインスリンをイメージします。インスリンではないというだけでも受け入れてもらえることもよくあります。インスリンに良いイメージがない人のほうが圧倒的に多いですね……。

GLP-1受容体作動薬の注射製剤には**毎日皮下注射するタイプだけでなく週に1回皮下注射するタイプもあり**、比較的手技も簡単です。メーカーが用意してくれる指導用パンフレットなど用いれば指導も簡単です。また、**経口薬もあるのですが、食後に飲んでも全く吸収されず、「空腹の状態で少ない少量の水で服用し、30分以上絶食で待つ」**必要があり少し複雑です。

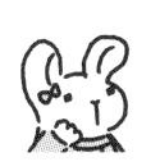

血糖値を下げて、減量効果もあって、なおかつ、心筋梗塞や脳卒中のリスク低下が期待できるなんてすごい薬だね

GLP-1受容体作動薬の副作用

GLP-1受容体作動薬の副作用としては以下が代表的です。

- 悪心、嘔吐、下痢、便秘といった消化器症状
- 胆石、胆のう疾患
- 膵炎
- サルコペニア

特に頻度として多いのは**悪心、嘔吐、下痢、便秘といった消化器症状**です。

この症状のためにGLP-1受容体作動薬を中止せざるを得ない症例もいます。また、禁忌ではありませんが、**胆石、胆のう疾患に関してはリスクを増やす可能性があり、使用する場合は慎重に**しましょう。その他にも膵炎との関連を示唆する報告もあり、膵炎の既往がある場合は今のところ使用を控えたほうが無難かもしれません。

また、痩せることによる**サルコペニアの発症・増悪にも注意が必要**です。GLP-1受容体作動薬でHbA1c減少を目指したいけど、体重は減らしたくない症例もいると思います。例えば、肥満患者さんに対しては食欲を低下させることが利点とも言えますが、一方で高齢者にとっては食欲低下が欠点になることもあります。少なくともGLP-1受容体作動薬を使用する前から食思不振や食事量が不安定の場合にはGLP-1受容体作動薬は使用を控えておいたほうがよいです。

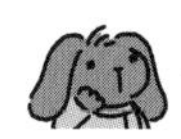

食欲を抑えてくれるのはいいけど、吐き気やサルコペニアには注意だね

代表的なGLP-1受容体作動薬

週1回皮下注射する製剤

- オゼンピック®（セマグルチド）
- トルリシティ®（デュラグルチド）

毎日皮下注射する製剤

- ビクトーザ®（リラグルチド）
- リキスミア®（リキシセナチド）

経口薬

- リベルサス®（セマグルチド）

30 QUESTION

インスリンを使うのは糖尿病の末期ですよね？

A 糖尿病も様々でインスリンの分泌が低下・廃絶している場合には、経口薬ではなくインスリンを早めに導入する必要があります。

インスリンの基礎知識

「インスリンを使うのは糖尿病の末期でしょ？」、「インスリン使うと一生でしょ？」と質問されることがよくあります。インスリンにかかる費用や注射手技に対する漠然とした不安ももちろんあると思いますが、インスリンそのものに最初から悪いイメージをもっている患者さんも多いのが現状です。

まずホルモンとしてのインスリンについて説明しておきます。**生体においてインスリンは血糖値を低下させることができる唯一のホルモン**です。そのインスリンは**基礎（basal）インスリン**と呼ばれる常に分泌されているインスリンと**追加（bolus）インスリン**という食事摂取に伴い分泌されるインスリンに分けられ、両者ともに血糖コントロールに不可欠なものです。

空腹時にも絶えずインスリンが出ていて低血糖にならないのかと思うかもしれませんが、実は血糖値を下げるホルモンはインスリンだけですが血糖値を上げるホルモンはたくさんあります。コルチゾールやカテコラミンなどが血糖値を上げる代表的なホルモンで、まとめてインスリン拮抗ホルモンと呼ばれたりします。**インスリンとインスリン拮抗ホルモンがバランスをとっている**のでインスリンが絶えず分泌されているからといって血糖値が下がり続けることはありません。

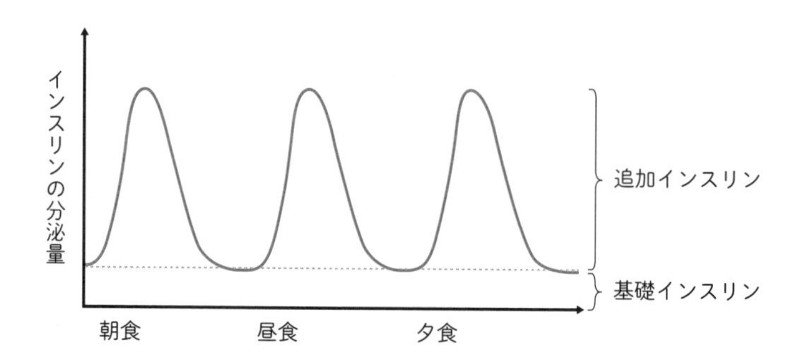

図 **基礎インスリンと追加インスリンのイメージ**
(日本糖尿病学会, 編. 糖尿病治療ガイド2022-2023. 文光堂, 2022. p.72, 図15を参考に作成)

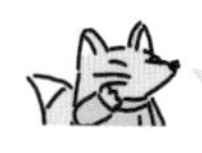

インスリンは食事をとったときにたくさん分泌されるだけでなく空腹時にも絶えず分泌されているんだね

積極的にインスリン製剤を導入する状況

インスリン製剤が必要な疾患や状態としては以下が代表的です。

- 1型糖尿病
- 膵全摘後
- 妊娠糖尿病
- 糖尿病合併妊娠

1型糖尿病や膵全摘後などインスリン分泌が枯渇している場合、インスリン製剤の導入は必須になります。また、**厳格な血糖コントロールが必要な妊娠糖尿病や糖尿病合併妊娠**においても、経口血糖降下薬での治療は胎児に影響を与える可能性を考えると避ける必要があり、分食などの食事療法で目標血糖値に届かない場合には積極的にインスリン製剤を併用して、血糖コントロールの改善を目指します。

2型糖尿病もインスリン製剤が必要になることがある

また、2型糖尿病はインスリンが出ていても効果を発揮しにくいインスリン抵抗性が病態の主体になりますが、2型糖尿病でもインスリン製剤が必要になることがあります。

- 経口血糖降下薬で血糖コントロールが不十分
- インスリン分泌が非常に低下
- 腎機能や肝機能が低下
- 経口血糖降下薬で副作用
- 炎症性疾患や感染症合併時など炎症反応高値
- 周術期、ステロイド併用時、糖入りの補液使用時など特殊な状況下

このような場面ではしばしばインスリン製剤が必要になります。

インスリン製剤が決して糖尿病患者さんの最後に使う治療薬ではないということは覚えておきましょう。

2型糖尿病患者さんでもインスリンが必要になる場面は結構あるんだね

インスリン製剤を使用する良い点、悪い点

インスリン製剤使用の良い点は、

・**単位を増やせば無制限に血糖値を低下できる**
・**どんな状況でも使用できる**

などが挙げられます。

インスリン製剤使用の悪い点は、

- **低血糖、重症低血糖のリスクが高くなる**
- **体重が増えやすくなる**
- **医療費が高くなる（管理料などで患者さんの経済的負担増加）**
- **注射手技を覚えられないと自己注射が困難**

などが挙げられます。

インスリン治療を開始することで膵臓の機能が悪くなることはありません。逆に、2型糖尿病に対する早期の強化インスリン療法がβ細胞機能に対し保護的に働く可能性が報告されています（Lancet. 2008; 371: 1753-1760）。また、インスリン治療とがん発症との関連も懸念されてきた点ではありますが、早期のインスリン導入とがん発症との関連は認めなかったという結果が報告されています（N Engl J Med. 2012; 367: 319-328）。

インスリン治療の適応のある症例に、適切なタイミングでインスリン治療を開始しないと、膵臓の機能が低下する可能性があるだけでなく、血糖コントロールが悪化することで細小血管症や大血管症といった合併症の進行につながる可能性があります。

悪い例としては、網膜症や腎症が進行したからそろそろインスリンを使用するといった後手の導入です。インスリン治療では体外よりインスリン製剤を使用するため外因性のインスリンが体内に存在することになりますが、自分の体内で作られた内因性のインスリンと競合するわけではなく、同じインスリンとして同様に効果を発揮します。

どんな場面でも確実に血糖値を下げることができるという点で、インスリンより優れる治療薬はありません。ただし、インスリンを使うことで**低血糖、特に重症低血糖のリスクは大きく増加**することになります。また、**体重も増えやすくなります**。インスリンを使用したあとも食事療法や運動療法は引き続きしっかり指導するなど、必要なインスリン量がなるべく少なくなるようにしましょう。

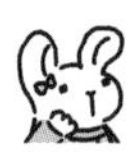

必要な患者さんには早めにインスリンを使う必要があるんだね

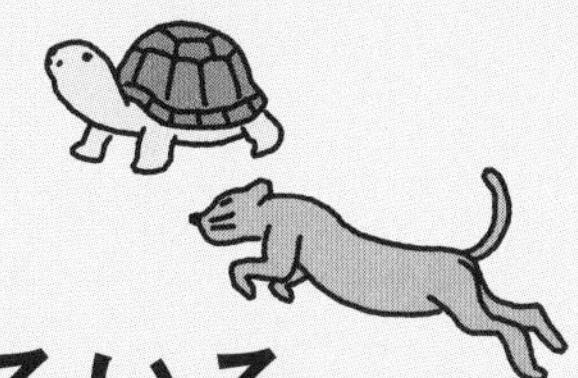

31 QUESTION

インスリンっていろいろあるけど何が違うの？

A インスリンを皮下注射してから作用発現までの時間、最大作用時間、作用持続時間などに違いがあります。

インスリン製剤はどうしていっぱいあるの？

インスリンは**基礎（basal）インスリン**と呼ばれる常に分泌されているインスリンと**追加（bolus）インスリン**という食事摂取に伴い分泌されるインスリンがあります。この基礎インスリンと追加インスリンの分泌が十分でないと血糖値が上昇するため、どちらも身体にとって不可欠です。

糖尿病患者さんに経口血糖降下薬などを使用しても血糖コントロールが難しい場合など必要時にはインスリン製剤を使います。

皮下注射してから作用発現までの時間、最大作用時間、作用持続時間に違いがありますが、インスリン製剤は、**①持効型、②中間型、③超速効型、④速効型**、の４つに分かれます。

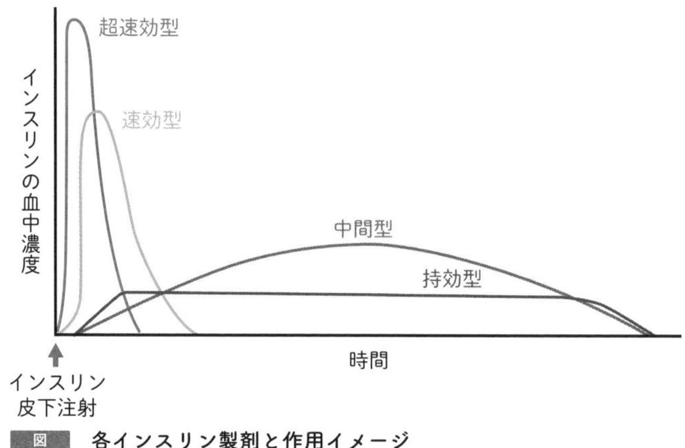

図　各インスリン製剤と作用イメージ

【空腹時血糖値のコントロール】
ゆっくり作用し長時間効果を発揮するインスリンが必要
⇒ ①持効型 or ②中間型 のインスリン

【食後血糖値のコントロール】
速く短時間効果を発揮するインスリンが必要
⇒ ③超速効型 or ④速効型 のインスリン

空腹時血糖値のコントロール

▶ ①持効型

空腹時血糖値のコントロールにおける現在の主軸であり、作用が非常に長く、安定して作用します。特にトレシーバ®やランタス®XRでは作用の持続時間が24時間以上安定しており、**食事と関係なく1日1回注射しやすいタイミング**で皮下注射します。そして、**検査などで注射する時間が数時間ズレたとしても多くの場合問題ありません**。

持効型の代表的な製剤
- トレシーバ®（デグルデク）
- ランタス®XR（グラルギン U 300）
- ランタス®（グラルギン U 100）
- レベミル®（デテミル）

▶ ②中間型

昔はよく使われましたが、現在はあまり使用しません。持効型より血中濃度の変動が大きく、作用持続時間が短い、低血糖リスクが大きいといった欠点があります。

中間型の代表的な製剤
- ノボリン®N（インスリン ヒト）
- ヒューマリン®N（インスリン ヒト）

食後血糖値のコントロール

▶ ③超速効型

食後血糖値をコントロールするインスリンの主軸です。皮下注射後にすぐに効果を発揮するため、**食事を食べる直前に皮下注射**します。

超速効型の代表的な製剤
- ヒューマログ®（リスプロ）
- ノボラピッド®（アスパルト）
- アピドラ®（グルリジン）
- ルムジェブ®（リスプロ）　＊ヒューマログ®よりさらに速く効果を発揮する製剤
- フィアスプ®（アスパルト）　＊ノボラピッド®よりさらに速く効果を発揮する製剤

▶ ④速効型

食後血糖値を低下させますが、すぐに効果を発揮しないため、**食事の**

30分前に皮下注射する製剤です。特に自律神経障害が強く食事の吸収に時間がかかる患者さんやステロイド使用時にじわじわと血糖値が上昇するような場面で活躍します。

また、入院患者さんに対するスライディングスケールなどで一時的に血糖値を低下させる際にもしばしば用いられます。そのため、**ヒューマリン®Rなどの速効型インスリンのバイアル製剤が安価で汎用性も高いことから病棟に常備されている施設も多いです**。

速効型の代表的な製剤

- ノボリン®R（インスリン ヒト〔遺伝子組換え〕）
- ヒューマリン®R（インスリン ヒト〔遺伝子組換え〕）

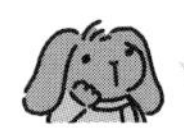

インスリンはいっぱいあるけれど、ゆっくり長く効くインスリン（持効型、中間型）と速く短く効くインスリン（超速効型、速効型）の2つに分けて考えると理解しやすいね

32 QUESTION

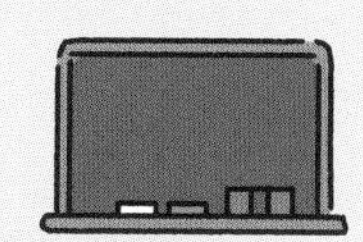

インスリンなどの注射製剤の指導ポイントは？

A 指導用の資料などを用い、慣れるまで繰り返し指導しましょう。自分で注射することが難しい患者さんには家族による注射や訪問看護などで対応しましょう。

注射って必ず本人がするの？

インスリンやGLP-1受容体作動薬（ビクトーザ®、トルリシティ®、オゼンピック®など）などの注射の手技に関しては、主に看護師が指導している施設が多いかと思いますが、医師や薬剤師が指導や注意事項などを説明することもあります。**注射製剤と一緒に入っている説明用紙（注射方法の手順など）や指導用の資料も結構ありますので、それらを使いながら注射製剤を指導しましょう**。

以下では注射製剤導入時に参考になる資料についても記載します。患者さん向けに使い方をわかりやすくまとめたパンフレットもありますので利用するとよいと思います（製剤を販売している製薬会社に言えばもらえます）。

資料を使いながら指導したほうがわかりやすいですし、患者さんが自分１人で注射するときも、その見慣れた資料を参考にして確認できるのでやりやすいと思います。

また、導入時は医療者が見守りながら患者さん本人が最初からやってもいいと思いますし、患者さんが不安なら慣れるまでは医療者がやってもいいと思います。また、注射製剤が必要であっても、**注射そのものを患者さん自身でできない場合、家族が注射できるように家族に注射指導をしたり、訪問看護を利用して注射してもらったりする**こともあります。

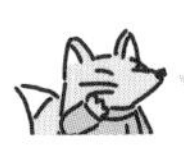

自分自身で注射できなくても、誰かがサポートして注射することも可能なんだね

注射製剤に関する患者さん指導用の資材

施設の薬剤師さんや導入する注射製剤を販売している製薬会社のMRさんに依頼しても指導用の資材を必要な部数用意してくれるところも多いと思います。また、**自分たちでも具体的にどんな資材があるかなどを実際に見て、ダウンロードしたり請求したりできます**。

以下に参考になるサイトや入手方法などを記載します。導入する注射製剤がどの製薬会社（ノボノルディスクファーマ株式会社、イーライリリー株式会社、サノフィ株式会社など）が販売しているものなのかチェックしたら、以下の方法で必要な資材を手に入れましょう。

日本糖尿病協会

・インスリン自己注射ガイド（PDF）

https://www.nittokyo.or.jp/modules/information/index.php?content_id=5

患者さん目線で一般的なインスリン自己注射の方法が具体的に記載されています。また、使用後の廃棄方法なども載っています。インスリン注射に慣れない医療者にとっても大変勉強になる資材です。実際の注射指導の際に利用してもよいと思います。

ノボノルディスクファーマ株式会社

・資材ライブラリ

https://pro.novonordisk.co.jp/download_materials.html

ノボノルディスクファーマ製のインスリン製剤（ノボラピッド®、トレシーバ®、レベミル®など）やGLP-1受容体作動薬（オゼンピック®、ビクトーザ®など）の患者指導用の資材などをPDFや動画で見ることができます。また、資料のダウンロードや印刷だけでなく、資料請求も可能です。英語や中国語でかかれた資料も手に入ります。

・ノボケア相談室

電話：0120-180-363（9時～17時　＊土日・祝日・会社休日を除く）

電話でもノボノルディスクファーマ製の製剤の使い方ガイドや指導用の資料などについて請求できます。

● イーライリリー株式会社

・患者さん向け資材一覧

https://sdi.webcdn.stream.ne.jp/www08/sdi/dm/ins/#content05

糖尿病関連の製品ごとに患者さん指導用の資材をPDFや動画で見ることができます。また、資料のダウンロード、印刷も可能です。

・資材ネット発注

https://mdrs.lilly.co.jp/OrderingMaterialSelect

イーライリリー製のインスリン製剤（ヒューマログ®やグラルギン®など）やGLP-1受容体作動薬（トルリシティ®など）の指導用の資材や低血糖チェックシートなど患者さん向けの資料を請求することができます。

・Lilly Answers（リリーアンサーズ）

電話：0120-360-605（8時45分～17時30分　＊土日・祝日・会社休日を除く）、Fax：0120-929-900

電話やFAXでもイーライリリー製の製品の使い方ガイドや指導用の資料などについて請求できます。

サノフィ株式会社

・e-MR 医療関係者向け製品情報サイト

https://www.e-mr.sanofi.co.jp/

サノフィ製のインスリン製剤（ランタス®やランタス®XR など）やGLP-1 受容体作動薬（リキスミア®など）の患者さん向け資料などを「資材オーダー」の画面より発注することができます。

・オプチコール

電話：0120-497-010（フリーダイアル、24 時間 365 日可）

電話でもサノフィ製の製剤の使い方ガイドや指導用の資料などについて請求できます。

33 QUESTION

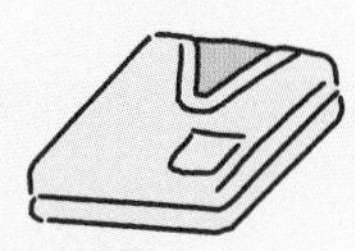

注射製剤の具体的な手順と保管方法は？

A 事前の準備から実際の注射手技まで資料を用いて指導し、製剤の廃棄方法や保管方法についてもお伝えしましょう。

注射製剤の手順について

現在ほとんどの患者さんはペン型のキット製剤を用いていますので、それを前提に注射指導するときのポイントについてまとめました。

▶ ①事前の準備

手指の消毒、製剤の種類や残量の確認、注射針、消毒綿などの必要物品の確認をしましょう。

▶ ②注射針をセット

製剤のキャップを外し、**針装着部分（ゴム栓部分）を消毒**します。注射針の保護シールを剥がし、注射針を真っすぐ製剤に押し当てて止まるまで回したら、針ケースと針キャップを引っ張って取り外しましょう。針キャップは捨てていいですが、**一番外側の針ケースは注射針を取り外すときにも使用**します。

ⓐ製剤のキャップを外し、ゴム栓をアルコール綿で拭きます。

ⓑ注射針をゴム栓に真っ直ぐ奥まで刺し、止まるまで回します。

ⓒ「針ケース」と「針キャップ」を真っすぐ引っ張って外します。

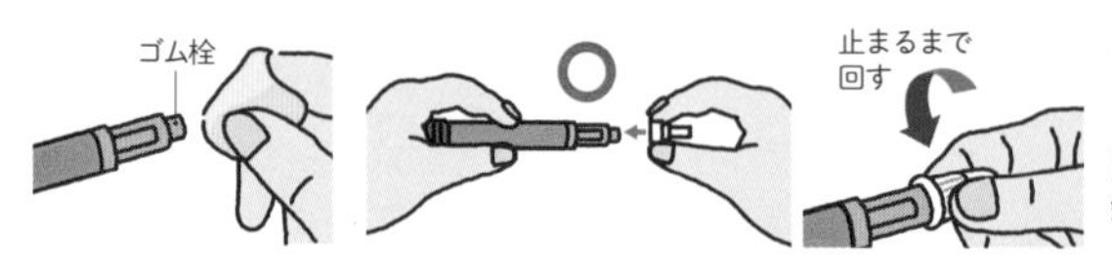

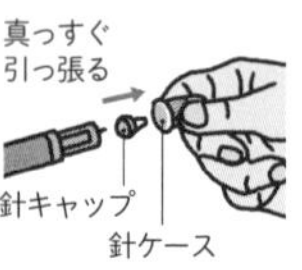

＊注射針は毎回替えましょう（トルリシティ®など最初から針がついている製剤もあります）

▶ ③空打ち

注射針を上に向けて、製剤を軽くはじいて気泡を上に集めてから、空打ちをセットし、注入ボタンを最後まで押しましょう。**インスリンの空打ちは通常 2 単位ですが、インスリングラルギン U 300（ランタス® XR 注ソロスター®）は 3 単位**なので要注意です。また、**ビクトーザ®やオゼンピック®などの複数回使える GLP-1 受容体作動薬の注射製剤に関しては「空打ち目盛」**がついています。

空打ちは注入器が正常に動くことの確認や製剤内の空気を除去するために行います。

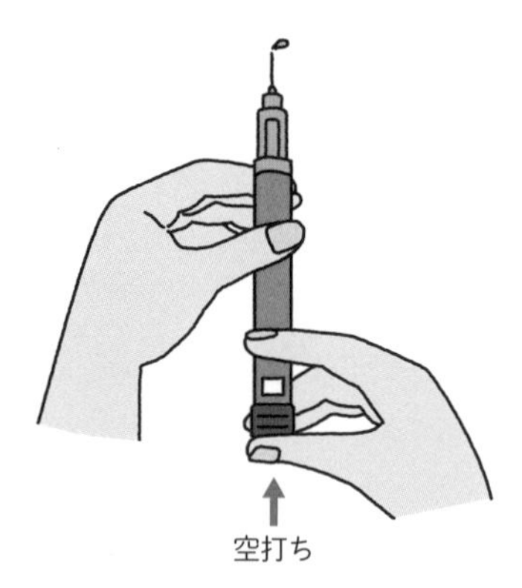

▶ ④単位数・投与量をセット

ダイアルを回して、指示された単位数・投与量に合わせましょう。

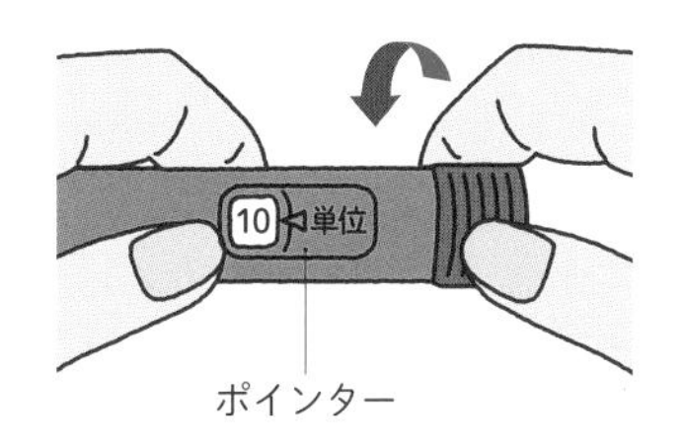

▶ ⑤注射部位の確認

腹部、上腕、大腿のいずれかに皮下注射しましょう。

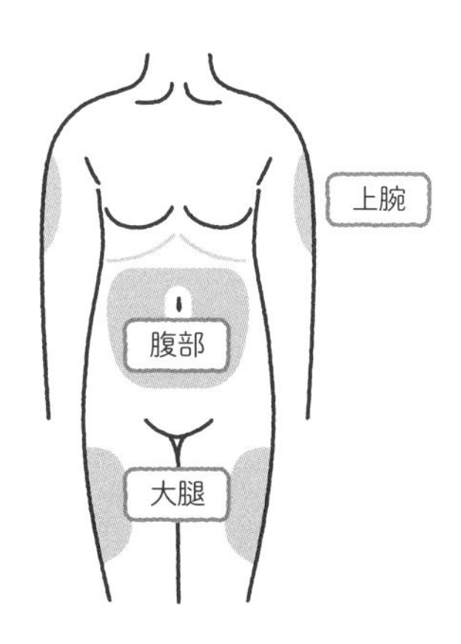

＊やりやすさ、吸収、注射部位を変更しやすいなどの点からは腹部がお勧めです。

＊注射部位は同じ腹部でも**毎回2～3 cm ずつ場所をずらしましょう**。特に同じ場所に繰り返しインスリンを打っていると注射部位が硬くなり、インスリンボールと呼ばれる皮下硬結ができます。**以前からインスリンを使用している患者さんでは、注射する際に皮下硬結がないかは必ずチェックしましょう**。

▶ ⑥注射部位の消毒

消毒綿などで注射する部位を清潔にしましょう。

▶ ⑦皮下注射し、注入ボタンを押したまま10秒程度保持

注射部位にできる限り近づけたら、皮膚に対して**垂直に素早く針を刺す**ことが大事です。その後、ダイアル表示が0になるまで焦らずゆっくり注入ボタンを押し、薬液を注入しましょう。通常6～10秒保持すれ

ば大丈夫ですが、**焦って薬液が漏れないように注意**しましょう。量にもよりますが、10秒程度保持できたらまず大丈夫です。

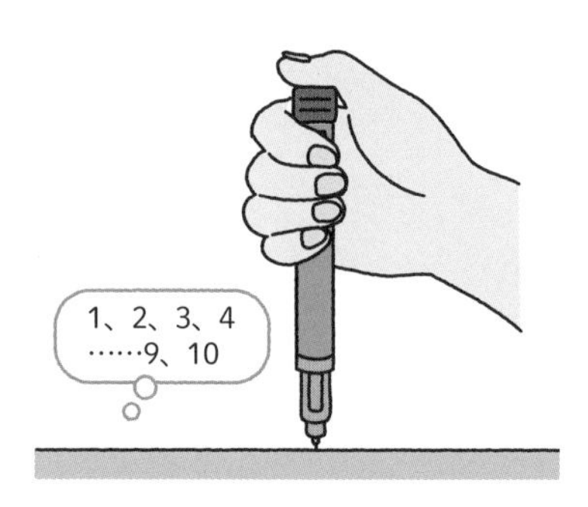

▶ ⑧注入ボタンを押したまま針を抜く

針を刺すときと同じく、**抜くときも皮膚に対して垂直に抜く**ことが大事です。

▶ ⑨注射針を取り外し、廃棄

注射針に先ほどの針ケースを真っすぐかぶせ、回して取り外します。使い終わった針や注入器は**自治体によって処理方法が異なります**。患者さん自身ではなくかかりつけの医療機関で処理を対応しているところも多いです。患者さんには入院中は針捨てボックス、外来では空のペットボトルなどに使用済みの針を入れてもらいましょう。

▶ ⑩製剤にキャップをして終了

資料を見ながら注射指導ができればさらに効果的だね

注射製剤の保管

インスリン製剤やGLP-1受容体作動薬は高温でも低温でも成分が変性する可能性があるため保管にも注意が必要です。

▶ 未使用の場合

冷蔵庫（2～8℃）で凍結しない場所で保管

＊薬局から持ち帰る場合など短時間であればそのまま冷却せずに持ち

帰って大丈夫です。

▶ 使用中の場合

室温（30℃以下）で直射日光を避け清潔に保管

＊使用後、毎回冷蔵庫から出し入れすると、温度変化による結露などの問題も懸念されるため、基本的には室温で保管しましょう。

インスリンの保管

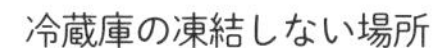

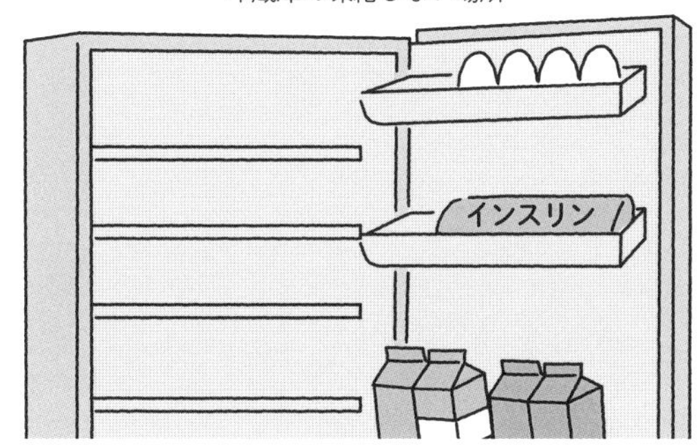

▶ その他の注意点

・夏は最近の猛暑などの状況を考慮すると、持ち運ぶときには30℃以下に保てるように冷たいペットボトルなどと一緒に入れるなど工夫が必要です。

・夏に車の中に放置すると30℃を超える可能性があるため注意しましょう。

・飛行機に乗るときは、貨物室内では凍結する恐れがあるため、**注射製剤はすべて手持ちの荷物の中に入れて機内に持ち込みましょう**。

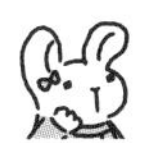

製剤の保管場所は間違えないようにしないとね

34 QUESTION

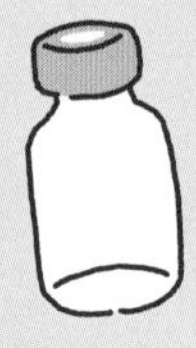

バイアルからインスリンを使うときの注意点って何？

A 専用のインスリン注射器を用いて、単位を必ず確認しましょう。

インスリン専用の注射器があるのはなぜ?

入院中の患者さんや救急外来で血糖値を下げるためにインスリンが必要になることもよくあります。その際には病棟や外来にあるヒューマリン®Rなどのバイアルから必要な分のインスリンを使うことが多いです。**インスリンはほぼすべての製剤で1 mLあたり100単位に統一**されています（例外的にランタス®XRだけは1 mLあたり300単位）。

ペン型のインスリン注射で単位数をダイアルで合わせて注射する場合は問題ありませんが、**バイアルから必要なインスリン量を吸って使用するときは専用のインスリン注射器を用います**。例えば、10単位のインスリンを注射するためには0.1 mLをバイアルから吸いますが、極微量であるため**インスリンの単位（UNITS）が表示された専用のインスリン注射器**を用います。

この際に、通常の注射器でインスリンを10単位のつもりで10 mL吸って使用してしまうと、インスリンを1,000単位注射することになります。このような医療事故は決して稀ではなく時折発生していますので、**インスリン（バイアル製剤）には専用のインスリン注射器を使う**ということを、絶対に忘れないようにしましょう。単位（UNITS）が表示されていることも確認しましょう。

患者さんに直接皮下注射する際も輸液製剤に混注する際も、バイアルからインスリンを吸って使用するときには専用のインスリン注射器を用います。患者さん自身が使うことはまずありませんが、看護師はインスリン注射器を使う場面も多いのでしっかり覚えておきましょう。

インスリン用の注射器で皮下注射する場合も、基本的な手順はペン型のインスリンと同様です。

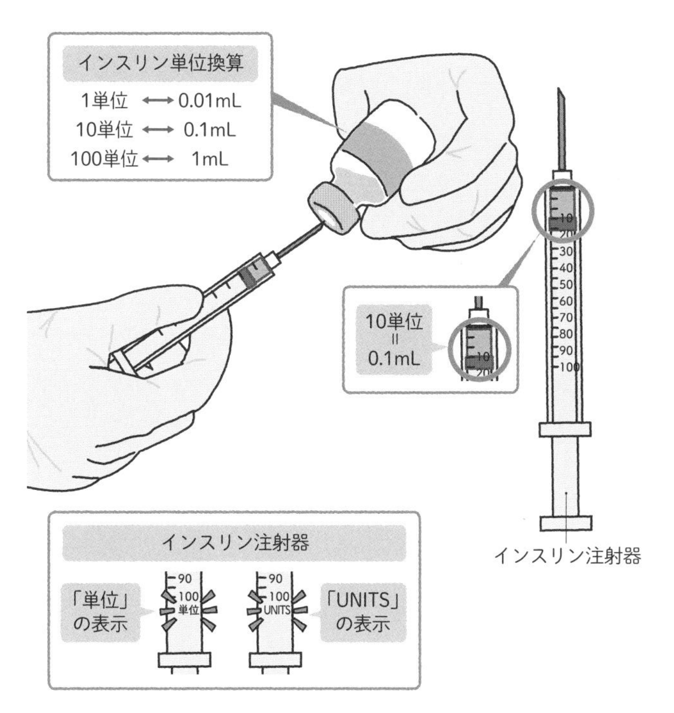

図 PMDA医療安全情報より

（PMDA医療安全情報. https://www.pmda.go.jp/files/000143590.pdf を参考にして作成）

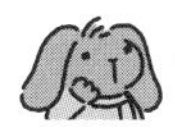

いつもの注射器を使ってインスリン量を間違えると大事故につながるね

35 QUESTION

自己血糖測定の指導ポイントは？

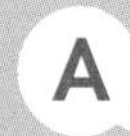

資材を使いながら、患者さんが血糖測定できるようになるまで根気強くサポートしましょう。

血糖測定の実施

入院中の患者さんの血糖管理で血糖測定器による血糖測定をしばしば実施します。また、**インスリン導入時に自己血糖測定も同時に導入する**ことも稀ではありません。ここでは患者さんに自己血糖測定を指導するポイントについてまとめます。

看護師による実施でも患者さん自身が実施する場合でも基本的な手順は同じです。また、血糖測定器や穿刺器具の基本的な使い方は同じですが、製品により若干使い方が異なるため、施設で扱っている機器に合わせて指導内容も微調整しましょう。製品をネットで検索すると使い方ガイドのようなものがありますし、販売している会社に依頼すれば使い方のパンフレットなども用意いただけますので、資材をうまく利用して患者さんの自己血糖測定をサポートしましょう。

血糖測定指導の手順

▶ ①必要な物品を準備

血糖測定器、測定用のセンサー、穿刺器具と穿刺針、消毒綿、針捨てボックスを用意しましょう。

▶ ②手洗い

果物の汁などが手指に付着していると測定結果に影響するので、流水でしっかり手洗いしましょう。

▶ ③血糖測定器にセンサーをセット

センサーをセットした際に血糖測定器が正常に起動するか確認しましょう。

▶ ④穿刺器具に穿刺針をセット

この際、穿刺するときの深度も調整しましょう。

例：皮膚が厚くて血液が出にくい場合は深度4や5といった深い穿刺、皮膚が薄く血液が出やすい場合は深度0や1といった浅い穿刺に調整。

▶ ⑤穿刺しようとしている部位を消毒綿で消毒

消毒液が残っていると測定結果に影響が出るので、乾燥してから穿刺しましょう。

▶ ⑥手の指先の側面や中央などを穿刺

同じ場所での穿刺が続くと皮膚が硬くなり、血液が出にくくなるので、毎回穿刺部位は変えましょう。

▶ ⑦穿刺し血液量が確保できたらセンサーで吸引

血液量が足りなければ、穿刺した指の根本側から指先にかけて優しく圧迫しながら血液を絞りましょう。

▶ ⑧測定結果を確認

血液をセンサーで吸引後、5秒程度で測定結果が表示されます。

▶ ⑨使用済みのセンサーや穿刺針を針捨てボックスに廃棄

▶ ⑩血糖測定器の電源をオフ

また、**測定した血糖値は血糖記録用の自己管理ノートに記載**しましょう。今後の血糖値をフォローするうえでも大事な点なので自己血糖測定を指導する際に同時に自己管理ノートもお渡し指導するのがよいと思います。入院中はこまめに測定することができますが、**外来ではどのタイミングで血糖測定を行うかについては医師と相談して患者さんに伝えましょう**。

＊自己管理ノートの入手方法

自己管理ノートは日本糖尿病協会が発行しているものですが、**施設で導入している血糖測定器のメーカーの担当者に依頼することで、自己管理ノートが手に入ります**。

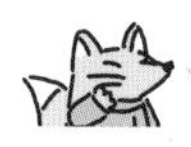

資材を使ってサポートしながら、患者さんが慣れるまでは根気強く指導を続けないとね

chapter

Ⅱ

その他の生活習慣病に関するQ&A

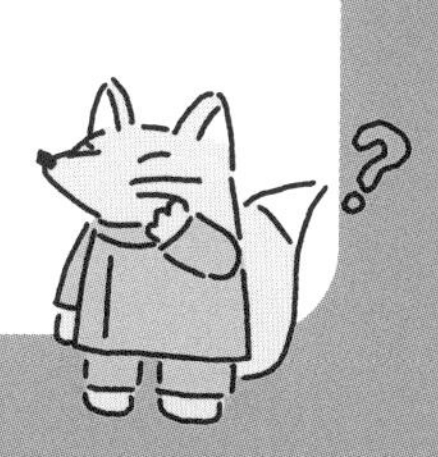

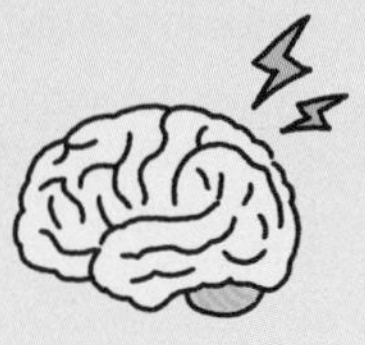

36 QUESTION

高血圧は何が怖い？

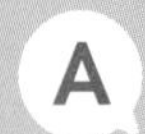

血圧が多少高くても基本的には無症状ですが、高血圧は日本人に多い脳卒中を含め心血管疾患の主な原因の一つです。

高血圧についての基礎知識

高血圧は糖尿病と同じく、**基本的には無症状**です。よく患者さんから「血圧高くても症状何もないから私は大丈夫ですよね」と言われることもありますが、無症状だから治療しなくても大丈夫ということではありません。

日本の高血圧患者数は約4,300万人と推定され、そのうち3,100万人が管理不良と言われています。また、**日本では高血圧に起因すると考えられる心血管疾患での死亡者は年間10万人と推定され、高血圧は心血管疾患の主な原因の一つ**です。日本人での研究で血圧は120/80 mmHg未満で心血管死のリスクが最も低く、それ以上に血圧レベルが上昇すると心血管死のリスクも増加することが報告されています（Hypertension Res. 2012; 35: 947）。そして、そのリスクは年齢が若いほど高まることが示されています。

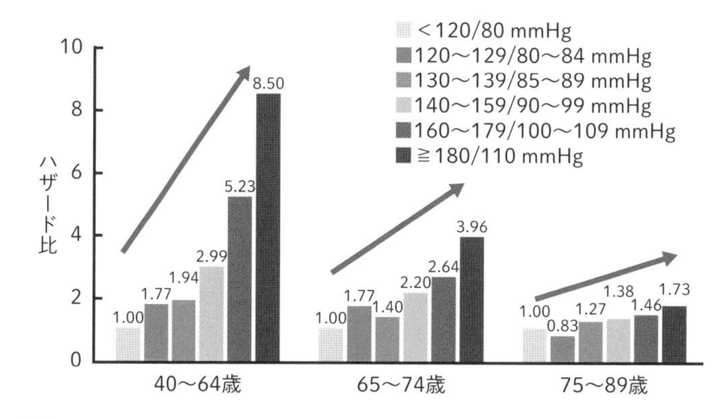

図　血圧の違いによる心血管死のリスク
(Hypertension Research. 2012; 35: 947-953のTable 2を参考に作成)

血圧上昇とともに腎不全、認知症、ADL低下といったリスクも増加することもわかっており、血圧管理が極めて重要だということがよくわかりますね。

無症状でも血圧が高いことを放置すると危険なんだね

chapter II
36 高血圧は何が怖い?

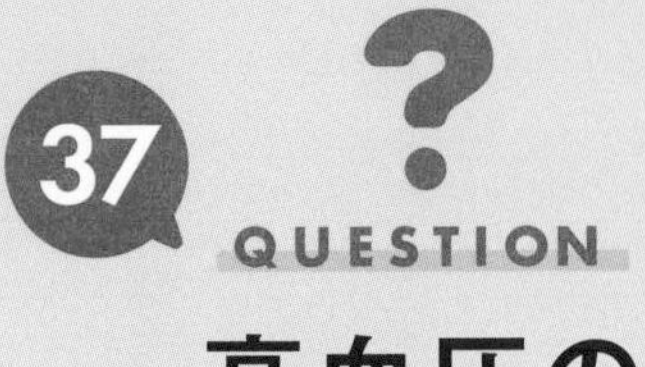

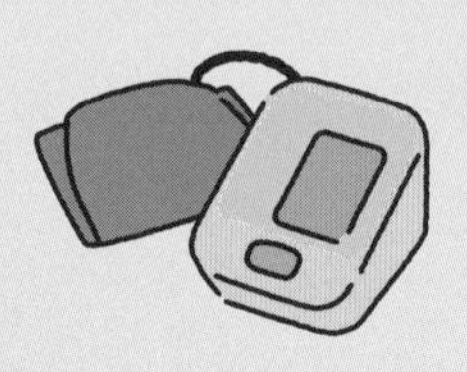

高血圧の診断は？

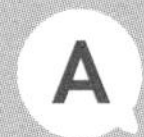

診察室血圧140/90 mmHg以上、家庭血圧135/85 mmHg以上で高血圧と診断と診断します。

正常血圧と高血圧の診断

正常の血圧は過去の研究結果を踏まえ、診察室で測る血圧（診察室血圧）120/80 mmHg 未満となっています。それより高い場合は「少し高め」の血圧と判断されます。そして、診察室血圧が 140/90 mmHg 以上を高血圧と診断します。また、診察室以外に自宅で測定する血圧（家庭血圧）での血圧測定の場合は少し低めになることから、診察室血圧より 5 mmHg 低く設定されています。

正常血圧

診察室血圧 120/80 mmHg 未満、家庭血圧 115/75 mmHg 未満

高血圧

診察室血圧 140/90 mmHg 以上、家庭血圧 135/85 mmHg 以上

家庭血圧は信用できるの？

以前は水銀血圧計などが診察室で使われていましたが、「水銀に関する水俣条約」発効に伴い、2021 年より水銀血圧計の製造・販売、輸出入

が禁止されます。そのため、日本工業規格「JIS」に合致している医療用の上腕式電子血圧計が中心になってきています。**オムロンなどの家庭血圧計も現在広く普及していて、血圧測定の精度も基本的には問題ありません**。

注意したい点としては、手首や指での血圧計も販売されてはいますが、精度の問題などもあり、**家庭血圧計で購入する際は必ず上腕で測定するものを推奨**しましょう。上腕で測定するものであれば、自分で巻くタイプでも腕を中に入れるタイプでもどちらでも大丈夫です。薬局などでも家庭血圧計の取り扱いはありますが、家電量販店で家庭血圧計を数多く取り扱っています。中には1万円以上するものも販売されていますが、おまけの機能を求めなければ数千円で購入が可能です。

家庭血圧を測定する理由

「家で測る血圧は低いんですけど、診察室で血圧を測るとすごく高くなってしまうんです」という患者さんは稀ではありません。

白衣を着た医師など医療者の前に来ると、たとえ意識していなくてもストレスがかかり、一時的に血圧が上昇することがあります。そのような影響を白衣効果といい、**普段は血圧が正常であっても診察室だけ血圧が上昇することを白衣高血圧**と呼びます。**「同じ時間帯」で家庭血圧と診察室血圧が大きく異なる場合は白衣高血圧の可能性**があります。その場合は家庭血圧のほうを高血圧診療の参考にしましょう。

ただし、「違う時間帯」で家庭血圧と診察室血圧が異なる場合は慎重な判断が必要です。特に、診察室は日中の診療時間でのみ血圧を評価することができますが、**診察時間前の早朝に実際に血圧が非常に高い患者さんや、逆に眠前に血圧が下がりすぎる患者さんなどもいます**。特に早朝の高血圧は心血管疾患の発症と深いつながりがあるため見逃さないようにしたいところです。

このように**家庭血圧は、白衣高血圧、早朝高血圧などのチェックに有用であったり、降圧薬治療による過剰な降圧を防いだり、降圧薬の持続時間を判定**したりすることが可能になります。さらに患者さんの治療継続率を改善することにも役立つともいわれており、家庭血圧は高血圧治療に必須といえます。

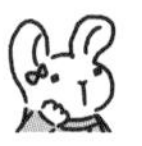

血圧は一生付き合うものだし、早朝など異なる時間帯でチェックできる家庭血圧計は買って損はないね

家庭血圧はいつ、何回測定する?

さて、家での血圧はいつ測定すればよいでしょうか？

基本的な測定タイミングは起床時と寝る前の２回です。起床時のいつ測定するかですが、朝食を食べる前くらいと伝えると比較的どの患者さんも測定するのに安定した条件になっていることが多いのでお勧めできます。また、寝る前に関しては就寝前で大丈夫ですが、飲酒後は血圧が低下することが多いので注意が必要です。測定する際にいきなり血圧を測ると緊張や直前のストレスの影響が残ることが多いので、**座位で１～2分安静にしたあとに測定**しましょう。

患者さんによっては測定するたびに血圧がどんどんと低下していく患者さんがいますが、その場合は測定時に緊張やストレスが残ったまま測定していることが多いです。測定もできれば起床時と寝る前のタイミングにそれぞれ１回ずつ測定するだけではなく、１機会に**2、3回測定した平均値**で評価しましょう。

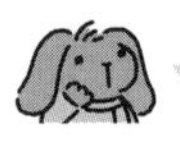

朝食前と眠前に、落ち着いて２、３回測定した平均値で評価するんだね

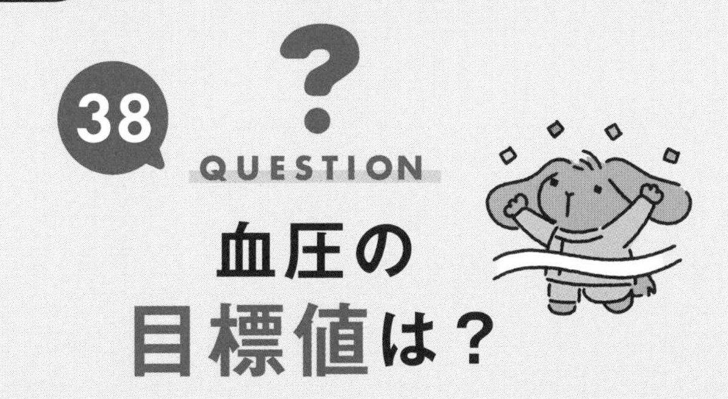

38 QUESTION 血圧の目標値は？

A 年齢や持っている疾患などにより個々に目標値が異なります。

血圧の目標値っていくつなの？

血圧の目標値は血圧管理で大変重要なポイントです。血圧が高い患者さんの血圧を下げるのは前述のように心血管疾患や腎不全といったリスクを低下させるためですが、高血圧以外にもそれらの疾患の発症に影響を与える因子はいっぱいあります。

そのため、**患者さんの年齢や持っている基礎疾患によって血圧の目標値は異なります**。

血圧の目標値

75 歳未満の成人 脳卒中などの脳血管障害あり （両側頚動脈狭窄などなし） 心筋梗塞などの冠動脈疾患あり 慢性腎臓病あり（蛋白尿あり） 糖尿病あり	75 歳以上の高齢者 脳卒中などの脳血管障害 （両側頚動脈狭窄などあり） 慢性腎臓病あり（蛋白尿なし）
⇒ 診察室血圧＜ 130/80 mmHg、 家庭血圧＜ 125/75 mmHg	⇒ 診察室血圧＜ 140/90 mmHg、 家庭血圧＜ 135/85 mmHg

さらに自律神経障害があるなどで血圧の変動が大きかったり、起立性低血圧などで失神のリスクが高かったりするような患者さんに対しては

目標値を多少調整することがあります。また、降圧薬を使用中にしばしば収縮期血圧が 100 ～ 110 mmHg 未満になるようであれば血圧を下げすぎている可能性が高いので、その場合は降圧薬の減量 or 中止を検討する必要があります。

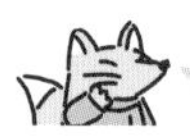

高血圧といっても、患者さんごとに血圧の目標値って違うんだね

血圧の目標値を伝える際の注意点

患者さんが血圧の治療状況を理解しやすいように、血圧の目標値を伝えることが重要です。**医師に確認しながら血圧の目標値を皆で共有し、患者さんにもお伝えするのが理想的**です。

少し注意が必要な点としては、血圧＜ 130/80 mmHg を目標にしている患者さんに「血圧 130/80 mmHg を目指しましょう」と言っていると、血圧は 130/80 mmHg 台でなんとなく落ち着いてしまいます。それは言い換えると血圧＜ 140/90 mmIIg 未満を目指している患者さんの目標値です。目標とする血圧が 10 mmHg 違うと心血管疾患のリスクも十分に低下できません。

実はこれはよくあることです。**血圧＜ 130/80 mmHg が目標であるならば、「血圧 120/70 mmHg 台を目指しましょう」**と言って、患者さんも医療者もしっかりとした降圧を意識しましょう。

伝え方一つで目指す血圧の意識が変わるね！

39 QUESTION

やっぱり減塩って大事なの？

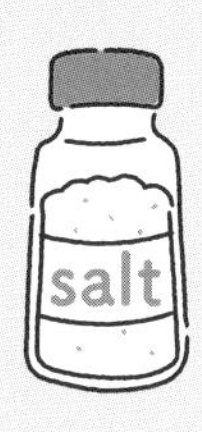

A 日本人は塩分摂取量が多く、血圧改善のために減塩を積極的に推奨しましょう。

減塩することで患者さんの予後も変わる

高血圧は生活習慣とも関わりが深く、食塩の過剰摂取により血圧が上昇することは以前より知られています（BMJ. 1988; 297: 319-328）。日本人は昔から塩分摂取が多いことが知られていて、最近の国民健康・栄養調査の結果からも徐々に塩分摂取量は減ってはいるものの1日に平均して塩分（NaCl）10 g程度を摂取しています。

塩分と心血管疾患の発症を調査した研究で、**塩分摂取量を減らすことは血圧を下げ、脳卒中や冠動脈疾患といった心血管イベントのリスクを低下させる**ことがわかっています（BMJ. 2013; 346: f1326, N Engl J Med. 2014; 371: 624-634）。

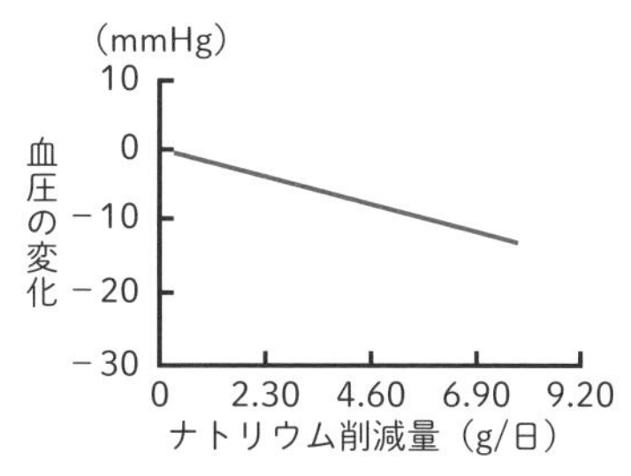

図 減塩すると血圧が下がる
（N Engl J Med. 2014; 371: 624-634を参考に作成）

塩分を控えることでの効果は人種によっても異なりますが、**世界保健機構（WHO）や欧米のガイドラインなどではすべての成人に対し塩分5g未満を推奨**しており、最近のメタアナリシスでもそれを支持するような結果が得られています（N Engl J Med. 2014; 371: 624-634）。**日本のガイドラインの多くで高血圧の人は塩分6g未満にすることを推奨**しています。

塩分を控えるときに食品の成分表示がNaの量なのかNaCl（塩）の量なのかという点は注意しましょう。Na量とNaCl量は別ですが、表示に注意しないと間違えてしまいます。**Naの量（g）を約2.5倍するとNaCl（塩）相当量（g）になります**ので、患者さんに指導する際にもあらかじめ言っておいたほうがよいかもしれません。

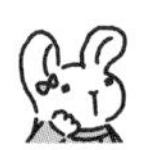

やっぱり日本人は塩分の摂取量が多いから、減塩を意識したほうがよさそうだね

減塩するには何がお勧め？

塩分はどんな食事にもある程度含まれていることが多いですが、**特に注意しておきたいのが味噌汁やスープなどの汁物**です。発酵食品として味噌そのものには良さがあるとしても減塩することはやはり推奨したいところです。薄味にしていてもトータルでの摂取量が結構増えてしまいますので、具だくさんにして汁の部分は少なめにするなどの工夫が必要です。また、**麺類の汁や鍋などでも容易に塩分**をとれてしまいますので注意しましょう。

中国で行われた介入研究において、塩分含有量を減らし塩化カリウム（KCl）に置き換えた**代替塩**（質量でNaCl 75%、KCl 25%）を使用することで血圧低下とともに主要評価項目の心血管イベントリスクが有意に低下したことが報告されました（NEJM. 2021; 385: 1067-1077）。この結果は同じアジア人である日本人でも減塩の有効性を示唆するものと考えられます。

KClには独特の苦味／渋味はあるものの塩味があるのでしばしば代替塩で使用され、日本でもいろんな種類の減塩を謳った製品が販売されています（やさしお®、減塩習慣®など）。ただし、カリウム含有量が決して少なくないため、カリウム制限が必要な患者さんには注意しましょう。

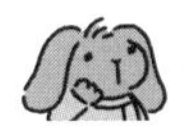

汁物を減らしたり代替塩を利用したりすることで、うまく減塩効果が得られそうだね

40 QUESTION

減塩以外に患者さんができることありませんか？

A 運動、禁煙、減量などにより血圧コントロールが改善することが期待できます。

運動の効果

運動することで降圧することは以前より報告されており、その**降圧効果は運動後１日程度は持続**することが認められています。そもそも運動をすることが健康で長生きすることと関連することが数多く報告されていることから、運動は積極的に取り入れたいところです。運動の時間や強度は理想を突き詰めるとキリがありませんが、まずは患者さんができる運動から始めましょう。体操、ウォーキング、ジョギング、筋トレなど継続できれば可としましょう。

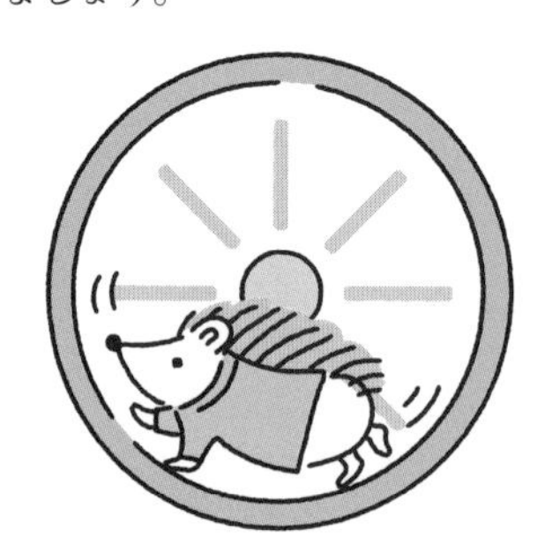

禁煙の効果

喫煙が直後の血圧上昇や高血圧発症と関係することからも、喫煙している患者さんはやはり**禁煙**を推奨したいところです。また、運動と同じように、喫煙そのものが動脈硬化やがんのリスクを相当上げてしまいますので、禁煙は高血圧の有無に限らず推奨したいところです。

減量の効果

肥満と高血圧発症との関係もよく知られており、**減量による降圧効果は体重 1 kg 減少につき収縮期血圧は約 1.1 mmHg 低下、拡張期血圧は約 0.9 mmHg 低下と推定**されています（Hypertension. 2003; 42: 878）。肥満患者さんは肥満の改善が生活習慣病の改善の鍵と言っても過言ではありません。肥満のない患者さんに関しては無理に体重減少させる必要はなく、あくまで減量による降圧効果を期待するのは肥満のある高血圧患者さんに対してにしましょう。

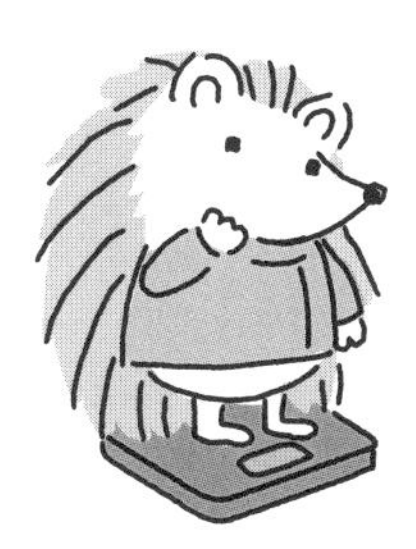

節酒、十分な睡眠、ストレス回避

アルコールの摂取により血管拡張することで一時的な血圧低下を認めることがありますが、過度な飲酒は血圧上昇につながる可能性があります。**アルコールの目安としては 20 ～ 25 g 以下（日本酒 1 合、もしくはビール中ビン 1 本相当）**にしましょう。また、不眠やストレスが血圧上昇と関与します。

あと、**できるなら十分な睡眠・ストレスの回避**をしたいところです。ただし、現実的には日々の生活や仕事上、慢性的に不眠やストレスが常に付きまとっているかもしれません。そのようなときは他の生活習慣の改善や降圧薬の使用を検討しましょう。また、**睡眠時の無呼吸も血圧上昇**を引き起こしますので家族からいびきや無呼吸を指摘されているようなら睡眠時無呼吸症候群を疑い検査を勧めましょう。本人は気づかないことが多いので家族からの指摘の有無がポイントになります。

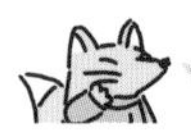

減塩、運動、禁煙、減量、十分な睡眠、ストレス回避などで降圧薬を使わなくても血圧コントロールが良好になる患者さんもいるんだね

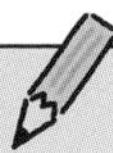

コラム：降圧薬って何がいいの？

降圧薬は無数にありますが、いったいどの薬がいいのでしょうか？　基本的には**ACE阻害薬・ARBといったRAS系阻害薬、カルシウム拮抗薬、サイアザイド系利尿薬が第一選択薬として推奨**されています。そして、一番大事なこととしては**どの降圧薬を使うかというよりも、血圧を目標値までしっかりと下げること**です。当然といえば当然ですが、忘れないようにしましょう。

41 QUESTION

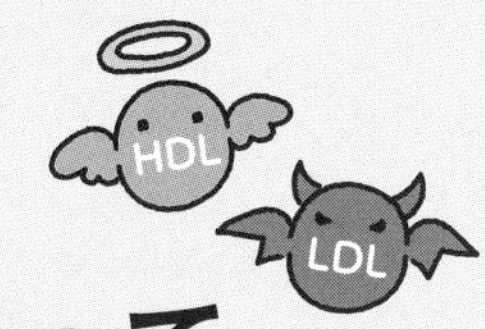

脂質異常症って何ですか？

A　脂質代謝に異常がある状態で、LDLコレステロールや中性脂肪が高くないか、また、HDLコレステロールが低くないかをチェックし診断します。

脂質異常症について

脂質異常症とはコレステロールや中性脂肪などの脂質代謝に異常をきたした状態です。**昔は高脂血症と呼ばれていましたが、2007 年から脂質異常症という名称**に変わっています。では、その名称変更はどういった理由があるのでしょうか？

もともと総コレステロールや LDL コレステロールが高い、中性脂肪が高いということから高脂血症と呼ばれていました。しかし、すべての脂質で高いことが問題というわけではなく、脂質代謝の異常にはいろいろなパターンがあります。以下に脂質代謝の異常の例を記載します。

脂質代謝の異常の例

LDLコレステロール　高値、　中性脂肪　高値、HDLコレステロール　正常

LDLコレステロール　高値、　中性脂肪　正常、HDLコレステロール　正常

LDLコレステロール　正常、　中性脂肪　高値、HDLコレステロール　正常

→ LDL コレステロールや中性脂肪が高く、「高」脂血症と呼べる

LDLコレステロール　正常、中性脂肪　正常、HDLコレステロール　低値

→ HDL コレステロールが低いことは「高」脂血症？

悪玉コレステロールであるLDLコレステロールは高いことが問題になりますが、善玉コレステロールであるHDLコレステロールは低いことが問題になります。そして、HDLコレステロールが低く、他の脂質代謝には問題がない患者さんもいて、その脂質代謝異常を「高」脂血症と呼ぶことは適当ではないことから「脂質異常症」と変更されるようになりました。最近はLDLコレステロールと中性脂肪は高いことが問題、HDLコレステロールは低いことが問題であるということが世界的にもしっかりと認識されています。

高くて問題になる脂質もあれば、低くて問題になる脂質もあるんだね

コレステロールは高いほうがいい？　低いほうがいい？

LDLコレステロールが心血管疾患の明確なリスクファクターであることは広く知られています（Lancet. 2010; 376: 1670-1681）。残念なことにしばしば日本ではLDLコレステロールを含めてコレステロールは高いほうがよいという情報が週刊誌などから入ってきます。さらにそのような情報にはコレステロールを低下させる薬は危険な薬であるといった内容も含まれていることが多いです。

こういった情報はコレステロールが高い患者さんにとっては嬉しい内容かもしれません。また、コレステロールを下げる薬を飲んでいる多く

の患者さんにとっては薬に対する不安から薬を飲まないほうがよいと考えたくなるかもしれません。

この話を信じた患者さんはLDLコレステロールが高いと指摘したり薬を推奨したりしても、「コレステロールは高いほうがよいですよね？」とか、「コレステロールを下げる薬を飲むと筋肉が崩壊するから危険なんでしょ」と言うようになります。

では、本当にコレステロールは高いほうがよいのでしょうか？

コレステロールが高いと健康に良さそうにみえるわけ

がんや慢性炎症性疾患、肝疾患などがあると死亡リスクが高いというのは何となくイメージできると思います。注目すべき点としては**がんや慢性炎症性疾患、肝疾患など重篤な疾患があるとコレステロールが低下する**という点です。このことから観察研究（患者さんを経過観察してその後どうなるかをフォローする研究）の内容によっては、LDLコレステロールが低い集団にこのような重篤な疾患を併存している人が多く含まれていて、一見コレステロールが低い人たちは生命予後が悪いというふうに見えたりします。しかし、そういう因子を除外や調整できている研究では**LDLコレステロールが低いほうが死亡や心血管イベントのリスクが低下することが示されています**。

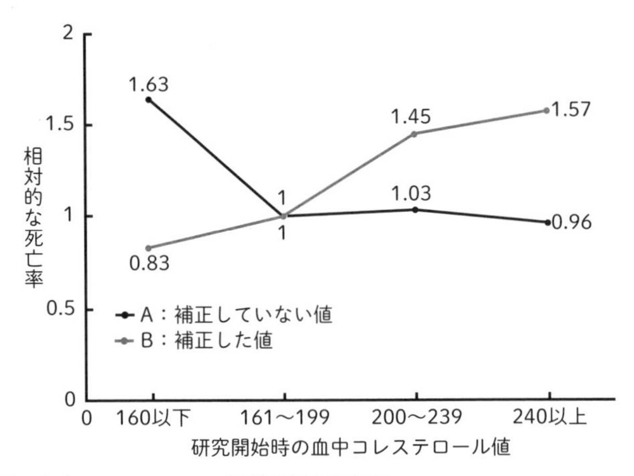

図　血中コレステロール値別5年後死亡率

A：研究開始時に測定したコレステロール値と死亡率そのままの関係

B：Aのデータに対して、重篤な疾患を示唆する血清アルブミン値などで調整し、かつ1年以内に亡くなった人を除いて5年後死亡率をみたもの

（Ann Intern Med. 1997; 126: 753-760を参考にに作成）

LDLコレステロールは高いほうがよりよいというのは日本の週刊誌などで話題にされることがありますが、学術的にはそのような論文が話題になることはありません。もちろん**人それぞれ心血管イベントのリスクが違うためどこまでLDLコレステロールを低下させるべきかは議論されるところですが、高いほうがよりよい、高いまま放置してよい、などと安易に考えてはいけません**。

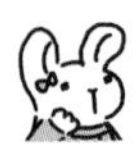

がんなど重篤な疾患があるとコレステロールが低くなることがあるんだね

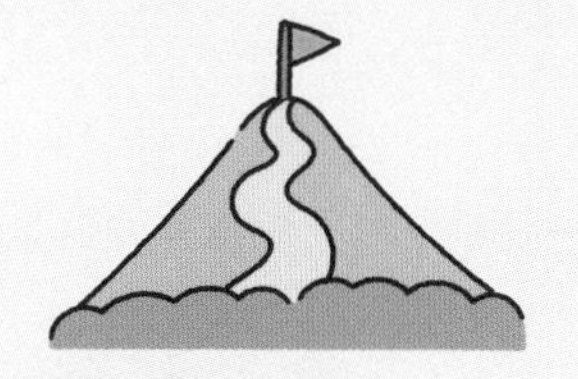

42 QUESTION

コレステロールや中性脂肪はどの程度になればよい?

A リスクに応じてLDLコレステロールをしっかり低下させるとともに、中性脂肪やHDLコレステロールの目標値を達成しましょう。

積極的にLDLコレステロールを下げるとどうなるの?

脂質の中でも特に注目すべきなのはLDLコレステロールであり、動脈硬化との関連が中性脂肪やHDLコレステロールよりも強いです。実際にスタチンという薬を使ってLDLコレステロールを低下させる臨床試験が施行されています。そして、**数多くの臨床試験でLDLコレステロールを積極的に低下させるほうが心筋梗塞や脳卒中といった心血管疾患や死亡リスクが有意に低下**することが実証されています(Lancet. 2010; 376: 1670-1681)。

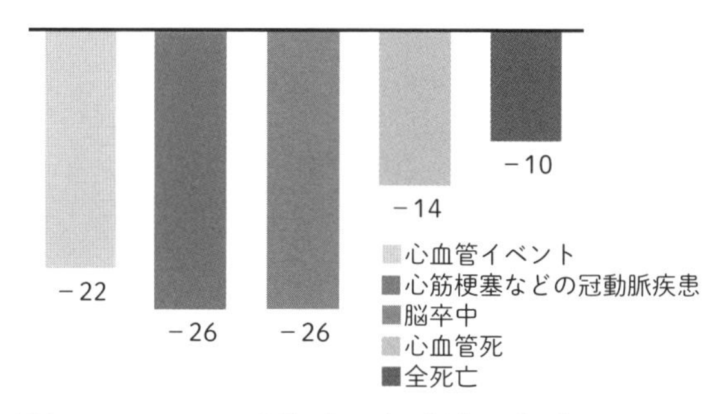

図 LDLコレステロールを約40mg/dL程度下げた際のイベントリスクの低下(%)
(Lancet. 2010; 376: 1670-1681を参考に作成)

高齢患者さんを対象にした試験はほとんどありませんが、最近の研究で心血管疾患の既往のある75歳以上の患者さんに対しても積極的にLDLコレステロールを下げることで心血管イベントリスクが低下する可能性が示されています（Lancet 2019; 393: 407-415）。

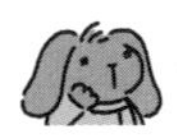

脂質の中でも特にLDLコレステロールをしっかり下げるのが大事なんだね

脂質の管理目標値

前述のように**動脈硬化と最も関連が強いLDLコレステロールをどの程度下げるかがポイント**になります。そして、その管理目標値は**患者さんごとの動脈硬化のリスクによって異なります**。心血管疾患（心筋梗塞や脳梗塞など）の既往があるか、糖尿病があるか、また、年齢、性別、喫煙状況など個々の患者背景をいろいろと考慮する必要があります。それらの患者背景によって心血管疾患の「低リスク」、「中リスク」、「高リスク」などに分類し、LDLコレステロールをどの程度低下させるべきかどうか検討します（動脈硬化性疾患予防ガイドライン2022年版）。**中性脂肪とHDLコレステロールの目標値はリスクの低い高いにかかわらず同じ値になっています**。

ちなみに心筋梗塞や脳梗塞などの心血管疾患に対する一次予防と二次予防といった言葉が出てきますが、**一次予防は心血管疾患にならないようにするための予防、二次予防は心血管疾患になった後に再発させないための予防**を意味します。

LDL コレステロールの目標値

一次予防（冠動脈疾患や脳梗塞の既往なし）

低リスク：LDL コレステロール＜ 160 mg/dL

中リスク：LDL コレステロール＜ 140 mg/dL

高リスク：LDL コレステロール＜ 100-120 mg/dL

二次予防（冠動脈疾患や脳梗塞の既往あり）

LDL コレステロール＜ 70 ～ 100 mg/dL

中性脂肪の目標値

中性脂肪＜ 150 mg/dL（空腹時）

中性脂肪＜ 175 mg/dL（随時〔非空腹時〕）

HDL コレステロールの目標値

HDL コレステロール＜ 40 mg/dL

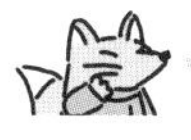

心血管疾患のリスクによって LDL コレステロールの目標値は違うんだね

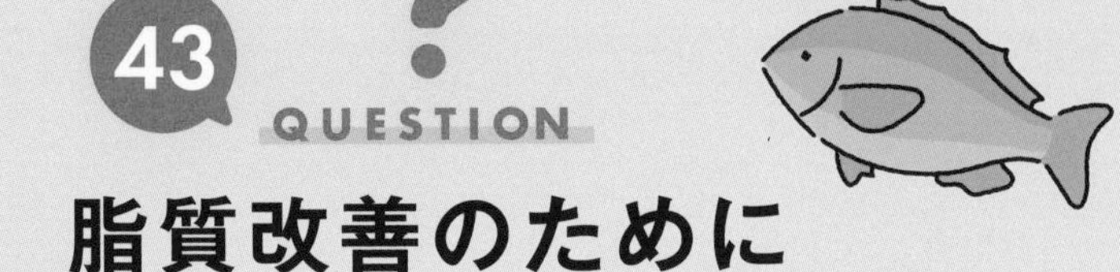

脂質改善のために お勧めできる食事は？

A 肉（赤い肉や加工肉）や卵は控えめに、食物繊維や良質な油、魚はしっかりとりましょう。

LDLコレステロールは簡単には下がらない

脂質管理も薬での治療を始める前に食事など生活習慣の改善が基本になります。しかし、**LDL コレステロールは積極的に下げたいものの、食事だけで大きく低下させることは難しいことが多い**です。それはなぜでしょうか？

コレステロールはホルモンや細胞膜に必要なものでもあるため肝臓で合成されています。そして、**食事で摂取するコレステロールより自分の肝臓で合成するコレステロールのほうが血中のコレステロール値に寄与する割合が多い**のです。一般的には体内のコレステロールは、食事での摂取が２～３割、肝臓での合成が７～８割とも言われています。

患者さんの中にはLDL コレステロールが低下しなくて、「食事には結構気をつけているけど、何がいけないのだろう？」と悩まれる方もいらっしゃいます。そういう方の中には食事をさらに制限し続けて追い込む方もいますが、残念ながら、たとえコレステロールゼロの食事にしたり理想的な油のバランスにしたりして数か月頑張っても、LDL コレステロールが高いまま推移される可能性が高いです。**そういう体質と割り切ることも重要**です。食事は生活の中での楽しみでもあるので、ある程度気をつけたうえでLDLコレステロールが高い状態であれば薬でのサポートも検討しましょう。

コレステロールは自分の体内でも作っているんだね

控えたほうがよい食品

LDLコレステロール自体の著明な改善が必ずしも期待できるわけではありませんが、食事内容によってはそれなりに低下しますのでお勧めできる食習慣は押さえておきましょう。**食事指導のポイントは、栄養成分ではなく、具体的にこの食品がお勧めできる/できないを伝える**ほうが患者さんは理解しやすいです。

まず、食事の中でその**摂取量を控えめにすることでLDLコレステロールが低下しやすい代表的な食品が卵（鶏卵）**です。卵はコレステロールや飽和脂肪酸などを多く含む代表的な食品の一つであり、食事が与える影響が少ないとはいえ過剰な摂取は禁物です。

特に卵は手軽に取れることもあり、高コレステロール血症と診断された患者さんによっては毎日2～3個とっている方もいます。できれば毎日の摂取はやめていただくなど控えてもらいましょう。実際にその摂取量を控えめにしてもらうだけで、LDLコレステロールが低下する方はいます。そして、コレステロールや卵の摂取量の増加が心血管イベントや死亡のリスクを上昇させることが最近も報告されています（JAMA. 2019; 321: 1081-1095）。

ただし、コレステロールや卵の摂取自体は問題がないという研究もあるため悩ましいところですが、**糖尿病患者さんにおいては卵を多くとると心血管イベントのリスクが増加するという報告が多く、卵は控えめにするほうが望ましい**です（BMJ. 2013; 346: e8539, Am J Clin Nutr. 2013; 98: 146-159）。

肉類（特に赤身の肉である牛肉、豚肉や加工肉）も控えるように伝えましょう。摂取を控えることでLDLコレステロールや中性脂肪の改善につながる可能性がありますし、赤身の肉や加工肉の過剰摂取ががんや心血管イベントのリスクを上げるという報告があるので卵と同じように控えめが望ましいです。

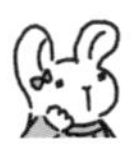

肉や卵は控えめがよいかもしれないね

積極的に摂取したい食品

摂取を推奨したいのは**食物繊維、多価不飽和脂肪酸**です。食物繊維は心血管イベント、がん、死亡リスクの低下との関係が多くの研究で報告されています。そして、食物繊維の中でも水溶性食物繊維がLDLコレステロールを低下させることが報告されています（Am J Clin Nutr. 1999; 69: 30-42）。また、多価不飽和脂肪酸の摂取を増やすことでLDLコレステロールの低下や冠動脈イベントリスクが低下することが示唆されています（Am J Clin Nutr. 2009; 89: 1425-1432）。

では、具体的には何を推奨すればよいでしょうか。前述のように食物繊維と言うと多くの患者さんは、水分の多いサラダ用の野菜（レタス・きゅうりなど）を想起しますが、こうした野菜だけだと食生活の改善と言えるほどの食物繊維の量を確保することは難しいです。

サラダ用野菜以外の水溶性・不溶性の食物繊維を多く含む食品についても具体的に挙げたほうがよいでしょう。

前述のように食物繊維の多い食品は、

- **全粒穀物（玄米など）**
- **ナッツ類（アーモンドなど）**
- **豆類（大豆など）**
- **根菜類（ごぼうなど）**
- **海藻類（わかめなど）**
- **食物繊維が豊富なシリアル**

が代表的です。

それらの食品を積極的に摂取するように推奨しましょう。

次に、多価不飽和脂肪酸ですが、**摂取をお勧めしたいのはアーモンドやくるみなどのナッツ類**です。**ナッツは食物繊維も豊富**で量もある程度食べやすいのでお勧めです。ナッツの摂取量が多いと心血管イベントや死亡のリスクが低下することが報告されています。また、**魚はEPAなどのオメガ-3系脂肪酸が豊富であり、中性脂肪低下などの効果が期待**できます。卵や肉を減らすというだけだと難しいので、代わりに魚を食べることを勧めましょう。

患者さんの嗜好もありますので難しいことも多いですが、お勧めできない食品やお勧めできる食品は多数知っておくとよいと思います。

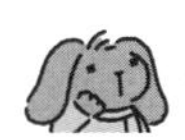

具体的な食品で推奨・非推奨を伝えると患者さんもわかりやすいね

44 QUESTION

食事以外に患者さんができることは？

A 運動、禁煙、（肥満のある患者さんの）減量、アルコールを減らすこと、などにより脂質代謝の改善が期待できます。

運動の効果

運動することで中性脂肪が低下し、HDL コレステロールが上昇することが知られています。**特に HDL コレステロールを増やすためには運動が大変重要**です。動脈硬化性疾患予防ガイドライン 2022 年版では 30 分以上を週 3 回以上（可能であれば毎日）、または週に 150 分以上中強度異常の有酸素運動を実施することを推奨しています。

運動の効果は脂質代謝の改善だけでなく、血糖値や血圧の改善、心血管疾患のリスクの低下など多面的なベネフィットが期待できるため、すべての人にお勧めしたいです。やはり運動がどれだけできるかは個人差が大きいところなので、患者さん自身が実践できることを見つけて、少しでも運動することが大事ですね。

患者さんによっては座っている時間を減らすのも運動療法の一つと考え、推奨しましょう。

禁煙の効果

喫煙者が**禁煙することで HDL コレステロールが増加**することが報告

されています。やはり糖尿病や高血圧だけでなく脂質異常症でも禁煙は必須と考えてよいでしょう。

減量の効果

肥満のある患者さんでは**減量によって脂質の改善、特に中性脂肪の低下やHDLコレステロールの増加**が期待できます。また、LDLコレステロールに対しても好影響が報告されています。ただし、高齢の患者さんでは安易な減量によってフレイル・サルコペニアといったリスクには要注意です。

アルコールを控える効果

適度なアルコール摂取はHDLコレステロールを増やすことも報告されていますが、**アルコール多飲によって中性脂肪が大きく増加**することがしばしばあります。中性脂肪が高い患者さんでアルコール摂取量が多ければ、禁酒 or アルコール控えめが望ましいです。やはり前述のようにアルコールの目安としては20～25 g以下（日本酒1合、もしくはビール中ビン1本相当）にしましょう。また、休肝日を設けることも大事ですね。

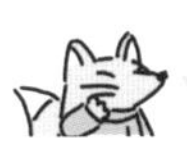

運動、禁煙、減量、アルコールを減らす、といったことで脂質代謝の改善が期待できるんだね

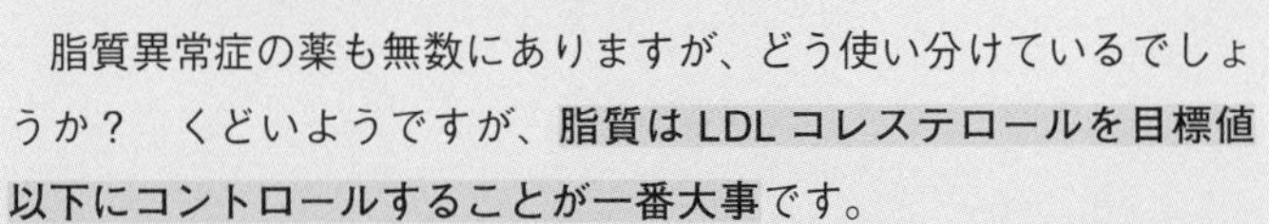

コラム：脂質異常症の薬はどう使い分けている？

脂質異常症の薬も無数にありますが、どう使い分けているでしょうか？　くどいようですが、**脂質はLDLコレステロールを目標値以下にコントロールすることが一番大事**です。

スタチン系薬剤が心血管イベントや死亡のリスクを低下させることが多くの臨床試験で示されており、他を圧倒するエビデンスがあるため、LDLコレステロールを薬で下げるときには迷うことなくスタチン系薬剤を使います。例えば、ロスバスタチン（クレストール®)、ピタバスタチン(リバロ®)、アトルバスタチン(リピトール®)、プラバスタチン（メバロチン®）が代表的なスタチン系薬剤になります。このスタチン系薬剤は筋痛や横紋筋融解症などの副作用を認めることがありますが、実際には極めて稀であることもわかっています。ただし、週刊誌やテレビなどで副作用が必要以上に誇張され、患者さんもその副作用を強く意識するために、過剰に危険視されてしまっています。

また、LDL コレステロールが下がりにくいときやスタチン系薬剤が副作用などで使えないときはエゼチミブ（ゼチーア®）などを使います。

中性脂肪も 500 mg/dL 以上と高いと膵炎のリスクも上昇すると考えられていて、そのようなときはフィブラート系薬剤を使って膵炎のリスク低下を優先することがあります。フィブラート系薬剤としてはフェノフィブラート（リピディル®）などがあります。

HDL コレステロールは残念ながら臨床的に有効な薬はまだありません。薬剤よりも運動や禁煙といったこと生活習慣の改善が中心になります。

45 QUESTION

尿酸値が高いとどうなるの？

A 痛風発作のリスクが上昇することや腎機能低下との関連が示唆されています。

高尿酸血症の特徴は?

高尿酸血症というのは血清尿酸値が 7.0 mg/dL を超える状態と定義されています。血液中の尿酸値がどれだけ高くても基本的には無症状ですが、**尿酸値が高い状態が続くと関節や腎尿路系に尿酸が結晶として析出するようになります**。

関節に尿酸結晶が析出すると、白血球がこれを貪食し炎症を引き起こします。これがいわゆる**痛風発作（痛風関節炎）**と呼ばれる状態です。痛風発作が最も出やすい場所として有名なのが**足の親指の付け根**です。その他、足首から先にかけての関節や膝などいろいろな関節にも出ることがあります。炎症が生じた関節には激しい痛みが出て赤く腫れ上がります。ちなみに痛風という言葉は風が当たるだけでも痛みが出るといったことから誕生したとも言われています。

また、尿酸結晶が尿路に出現することで**尿路結石**が生じることもありますし、腎臓の間質に結晶が生じることで**腎機能低下や腎不全などにつながる可能性**もあります。

痛風発作は一度でも診たことがあれば、症状と所見をみればすぐにわかるね

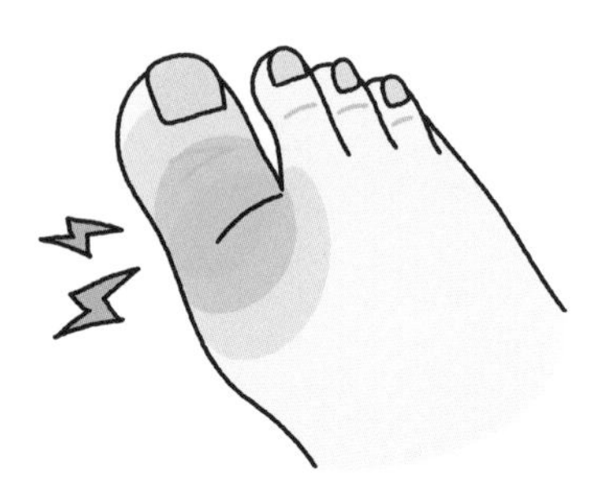

高尿酸血症の患者さんってどれくらいいるの？

食生活の欧米化により徐々に増加傾向とも言われていて、2010年頃は**男性の4～5人に1人に高尿酸血症**が認められると報告されています。高尿酸血症は男性のほうが多く、全人口の男性で20%、女性で5%とされ、実際に痛風発作を発症するのはほぼ男性です。

高尿酸血症だけを持っている患者さんは少なく、高尿酸血症の患者さんの**約8割は糖尿病、高血圧、脂質異常症、肥満症といった生活習慣病を併存**していることがわかっています。共通する点として内臓脂肪の蓄積などが関与しているとも考えられ、高尿酸血症が心血管イベントなど動脈硬化と関連することも示唆されています。

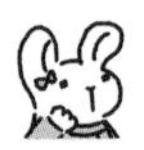

高尿酸血症は生活習慣病と大きく関係しているんだね

46 QUESTION

尿酸値を下げるにはどうすればいいの？

A プリン体の多い食事やアルコールを控え、しっかりと水分を摂取しましょう。

尿酸値を下げるための食生活は?

食事ではプリン体というと呼ばれる尿酸のもとになる物質をある程度減らすことがポイントになります。プリン体は体内や食品の細胞中にある核酸の主成分で、代謝されて体内で尿酸に代わります。体内の細胞の影響もあるため食事と関係なく体内でも尿酸は産生されていますが、食事の影響もそれなりに大きいので摂取量を控えることでの改善は期待できます。

まずは**レバーなどの内臓や魚の干物はプリン体が多く、摂取量には注意**しましょう。以前は魚卵も要注意と言われたこともありましたが、魚卵は実はレバーや干物といった食品と比べてプリン体が多くなく、また、１回の摂取量もそれほど多くないこともあり、あまり問題視されなくなっています。

また、ビールで尿酸値が上がるということは有名でしばしば強調されますが、**どのアルコールであっても摂取量が増えると血中の尿酸値は上昇**します。ビールは他のアルコール飲料よりプリン体が多いため注目されますが、ビール以外のアルコールも要注意だと覚えておきましょう。ここも基本的には前述のように**アルコールの目安としては 20 ～ 25 g 以下**

（日本酒１合、もしくはビール中ビン１本相当）にし、休肝日は設けましょう。

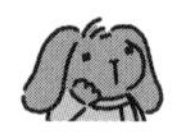

プリン体が少なくてもアルコールそのものを控えめにしないとね

他に尿酸値を下げるために患者さんができることは？

尿酸はほとんど尿から排泄されるため、**水分はしっかりと摂取**することを勧めましょう。夏の時期など暑い日の採血前に飲食を極力控えた結果、軽く脱水のような状態になり尿酸値が上昇してしまう、といったことはよくあります。

また、肥満、特に内臓脂肪の蓄積と尿酸値上昇が関連していることは指摘されていて、減量に伴い尿酸値が低下することも示されています。そのため**肥満のある患者さんは減量する**こともポイントになります。

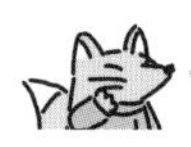

水分の摂取や肥満解消も大事なんだね

索引

数字・欧文・その他

和文

あ行

か行

さ行

た行

な行

は行

ま行

や行

ら行

おわりに

糖尿病・生活習慣病に関して実臨床で役に立つ内容を中心に記載させていただきました。我々医療従事者は病気で苦しむ目の前の患者さんに何ができるでしょうか？

糖尿病をはじめとするいわゆる生活習慣病は薬や手術で治癒するような疾患ではありません。患者さんにとっては一生付き合っていく必要のある慢性疾患です。筆者は医師として患者さんに接していますが、医師だけで十分な診療体制を構築することは不可能です。糖尿病・生活習慣病の診療には多くの医療従事者の協力が求められ、看護師のサポートも欠かすことはできません。そして、その看護師としての力を最大限に発揮するためにも、日々進歩する糖尿病・生活習慣病に対する知識を増やしアップデートすることが必要不可欠です。

本書を読むことで糖尿病・生活習慣病のある患者さんへの明日からの看護に良い変化が生じ、患者さんが一人でも多く笑顔になることを期待しています。

著者プロフィール

辻本 哲郎（つじもと てつろう）

虎の門病院分院 糖尿病内分泌科 部長

研修修了後、徐々に糖尿病診療に興味を持ち、現在は専門医として臨床に研究に没頭する日々を送っている。最近は自身の経験を生かし、多くの医療従事者にもっと糖尿病診療を知ってもらうため本書を含め執筆活動も積極的に行っている。趣味は食べること、特技は何でも美味しく食べること。患者さんのどんな無理難題にも笑顔で対応できるよう修行中。

略歴

2005	金沢大学医学部卒
2005～2007	国立国際医療センター（現 国立国際医療研究センター）初期研修医
2007～2008	国立国際医療研究センター 総合診療科 レジデント
2008～2010	国立国際医療研究センター 糖尿病・代謝・内分泌科 レジデント
2010～2012	国立国際医療研究センター 糖尿病・代謝・内分泌科 フェロー
2012～2019	国立国際医療研究センター 糖尿病内分泌代謝科 医師
2020～2023	虎の門病院分院 糖尿病内分泌科 医長
2023～	現職

専門医・資格

日本内科認定医、日本内科学会総合内科専門医・指導医
日本糖尿病学会専門医・指導医
日本内分泌学会専門医・指導医
日本高血圧学会専門医・指導医
日本糖尿病・生活習慣病ヒューマンデータ学会評議員
医学博士（甲）
臨床研修指導医

代表的な著書

『できる！糖尿病診療』（南江堂）
『みんなの臨床研究・論文作成』（医学書院）

最新のエビデンスでスキルアップ！
ナースのための糖尿病・生活習慣病まるごとアップデート

2023年 5 月20日　第 1 版第 1 刷 ©

著　者 ………… 辻本哲郎　TSUJIMOTO, Tetsuro
発行者 ………… 宇山閑文
発行所 ………… 株式会社金芳堂
〒606-8425 京都市左京区鹿ケ谷西寺ノ前町34 番地
振替　01030-1-15605
電話　075-751-1111（代）
https://www.kinpodo-pub.co.jp/
組版・装丁…… naji design
印刷・製本…… モリモト印刷株式会社

落丁・乱丁本は直接小社へお送りください．お取替え致します．

Printed in Japan
ISBN978-4-7653-1957-7